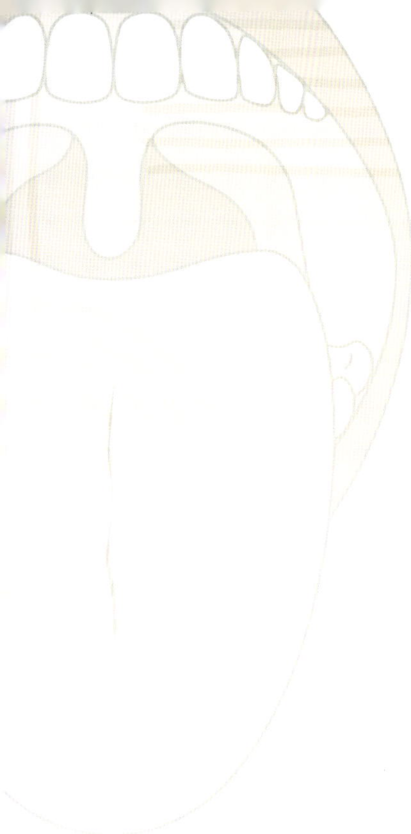

舌诊入门指南

——通过舌头看健康

主　编：陈少东　梁惠卿

副主编：王玉杰　张绍良　赖鹏华

编　委：（按姓氏笔画排序）

王天相　方娜丽　庄鸿莉

刘垚昱　李学麟　杨小荣

杨昊东　张春芳　张璐芸

陈思燕　林　立　罗慧英

郑晓婷　贾　敏

海峡出版发行集团 | 福建科学技术出版社

THE STRAITS PUBLISHING & DISTRIBUTING GROUP | FUJIAN SCIENCE & TECHNOLOGY PUBLISHING HOUSE

图书在版编目（CIP）数据

舌诊入门指南：通过舌头看健康 / 陈少东，梁惠卿主编. 福州：福建科学技术出版社，2025. 7. -- ISBN 978-7-5335-7555-7

Ⅰ. R241.25-62

中国国家版本馆CIP数据核字第2025B6U049号

出 版 人 郭 武
责任编辑 郑琳娜
装帧设计 余景雯
责任校对 林锦春

舌诊入门指南——通过舌头看健康

主　　编 陈少东　梁惠卿
出版发行 福建科学技术出版社
社　　址 福州市东水路76号（邮编350001）
网　　址 www.fjstp.com
经　　销 福建新华发行（集团）有限责任公司
印　　刷 福州德安彩色印刷有限公司
开　　本 889毫米×1194毫米 1/32
印　　张 5.5
字　　数 136千字
版　　次 2025年7月第1版
印　　次 2025年7月第1次印刷
书　　号 ISBN 978-7-5335-7555-7
定　　价 48.00元

前言

中医舌诊具有悠久的历史，关于舌诊的记载可追溯至西周年间，历代医家学者、古典医籍对舌诊多有记载论述。如《素问·刺热篇》曰："肺热病者，先淅然厥，起毫毛，恶风寒，舌上黄。"指出表邪传里，肺胃热盛，舌苔变黄的转化规律。《灵枢·经脉》曰："唇青舌卷卵缩，则筋先死。"汉代张仲景《伤寒杂病论》将舌象作为中医辨证的一个组成部分，把舌诊的重点放在观察舌质上。《金匮要略》指出"患者胸满，唇痿舌青……为有瘀血"，以舌青作为有瘀血的依据。明清时期，随着温病学派的兴起，对辨舌验齿尤为重视，形成了"温病察舌"的辨证原则。叶天士、吴鞠通更是将舌诊运用于辨温病属性、察三焦病位，作为指导施治的指标，对温病的辨证论治起到重要的指导作用。

舌为心之苗也。五脏六腑之气通于此，凡内外杂症，亦无一不呈其形、着其色于舌，是以验舌一法，临症者不可不讲也。临床实践证明，在疾病的发展过程中，舌的变化是尤为鲜明而迅速的，它犹如内脏的一面镜子，凡脏腑的虚实、气血的盛衰、津液的盈亏、病位的深浅、预后的好坏，都能较为客观的从舌象上反映出来，成为医生诊病的重要依据。

本书以全国中医药行业高等教育"十四五"规划教材

《中医内科学》和《中医诊断学》为基础，深入探讨舌象与体质、病症之间的内在联系。开篇介绍了观舌入门需要掌握的舌色、舌形、苔色、苔质等内容，除了搭配对应真人彩照外，笔者还列出了摘自《辨舌指南》中对应的手绘图。在重点分析舌象的基础上，详细介绍了不同体质人群的舌象特征及其对应的养生方法，并对40多种常见病症的近百种证型进行了系统的分类与深入分析。书中不仅列举了适合不同病症的中药复方、穴位保健和食疗养生方案，并配以大量临床采集的典型舌象图片，帮助读者更直观、更深刻地理解舌象与病证之间的关联。

虽然本书以教材为蓝本，但在收录疾病证型时，充分结合了作者丰富的临床实践经验和深刻的思考感悟，精选临床常见的证型进行详细阐述。对于罕见证型，本书未作过多论述，旨在为普通读者提供一本真正易懂、实用的中医舌诊入门读物。书中的“陈教授说”栏目，是笔者面对具体舌象或证型时的思考感悟与诊疗思路，以期通过该内容为中医初学者和养生爱好者提供有益的参考。需要注意的是，若使用了书中列述的方法未有改善，应及时就医。

由于编者水平有限且时间仓促，书中难免有疏漏及错误之处，恳请读者谅解和批评指正！

编者

2025年2月

目录

观舌知健康

舌是人类进食和言语的重要器官，同时也是诊断疾病的媒介，中医通过舌质、舌苔和舌下络脉的变化，可以了解人体生理功能和病理变化，这一诊察方法又称望舌。一般将舌质和苔质的变化称为舌象，其可以反映脏腑的功能状态与气血津液的盛衰。

舌象的变化能够较客观、准确地反映病情，可作为诊断疾病、了解病情的发展变化和辨证的重要依据。舌诊在几千年的临床实践中，不断经受考验，甚至有人认为舌诊较之脉诊更为重要且可靠。

古籍《临症验舌法》指出："凡内外杂证，亦无一不呈其形、着其色于舌……据舌以分虚实，而虚实不爽焉；据舌以分阴阳，而阴阳不谬焉；据舌以分脏腑、配主方，而脏腑不瘥，主方不误焉。危急疑难之顷，往往症无可参，脉无可按，而唯以舌为凭，妇女幼稚之病，往往闻之无息，问之无声，而唯有舌可验。"

人体的五脏六腑均可由经络牵线搭桥，直接或间接与舌象联系，故一旦脏腑经络出现异常，便会在舌体产生相应的变化。

舌为心之苗，手少阴心经之别系舌本。心主血脉，心血上荣于舌，故舌质的颜色可以反映人体气血运行的情况，同时，心主神明，心神可以支配舌体的活动，因此舌体活动灵活度、语言清晰程度可以反映心神的状态；舌为脾之外候，且足太阴脾经连舌本，散舌下，舌苔是由胃气熏蒸谷气上乘于舌面形成的，舌体需要气血充养，故舌象可以反映脾胃之气盛衰以及气血的盛衰；肝藏血，足厥阴肝经络舌本；肾藏精，足少阴肾经循喉咙，夹舌本；足太阳膀胱经经筋结于舌本；手太阴肺经上达咽喉，与舌根相连。

同时，舌头依赖于气血的濡养和津液的滋润。舌体的形质和舌色，与气血的盛衰和运行状态有关。

舌苔和舌体的润燥与津液的盈亏有关。舌下肉阜部有金津、玉液穴，中医学认为，唾为肾液、涎为脾液，皆为津液的一部分，其生成、输布离不开脏腑功能，尤其与肾、脾、胃等脏腑密切相关，所以通过观察舌体的润燥，可判断体内津液的盈亏及病邪性质的寒热。

舌与脏腑的关系

舌面犹如一张人体地图，五脏六腑如洲脊，气血筋脉如川洋。中医师通过观察这张“地图”来推断人体内部发生的改变，对疾病做出正确的诊断。同时，也可在治疗过程中通过患者舌面变化来判断疾病转归。

脏腑的病变反映于舌面，具有一定的分布规律，同时也有多种划分方法。

以五脏来划分：舌尖属心肺，舌边属肝胆，舌中属脾胃，舌根属肾。

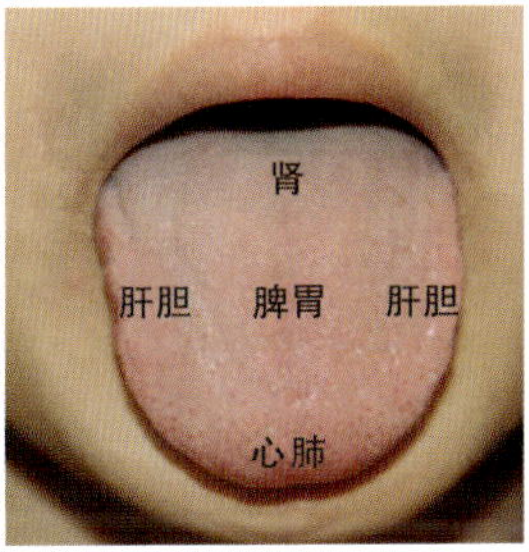

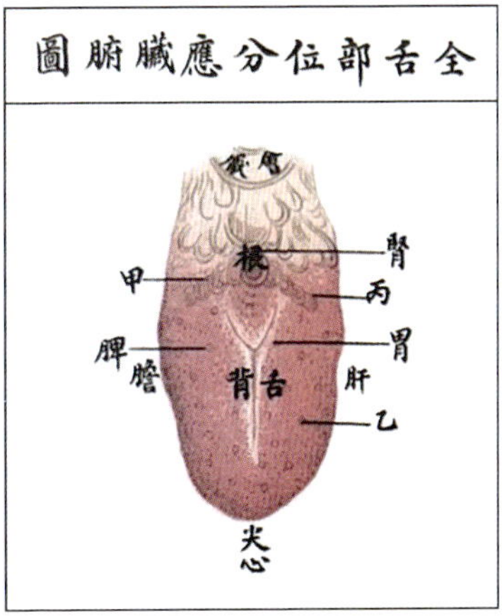

全舌部分应脏腑图摘自《辨舌指南》

以胃经来划分：舌尖属上脘，舌中属中脘，舌根属下脘。此法适用于胃病的诊断。

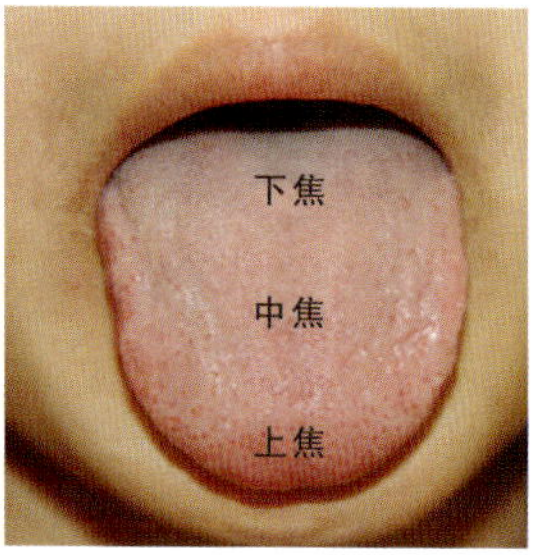

以三焦来划分：舌尖属上焦，舌中属中焦，舌根属下焦。此法适用于温热病的诊断。

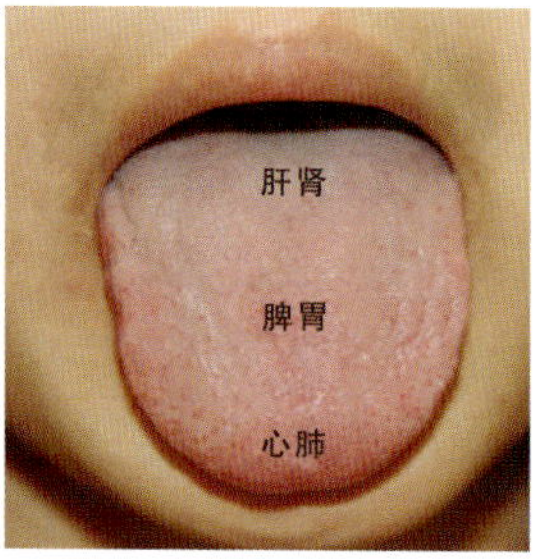

观舌入门

中医认为，“望而知之谓之神”，观舌是望诊的重要部分。

1. 操作要点

望舌时，医者的位置应略高于患者，以便俯视口舌。患者自然地将舌伸出口外，舌体放松，舌尖略向下，舌面平展，使舌体充分暴露。

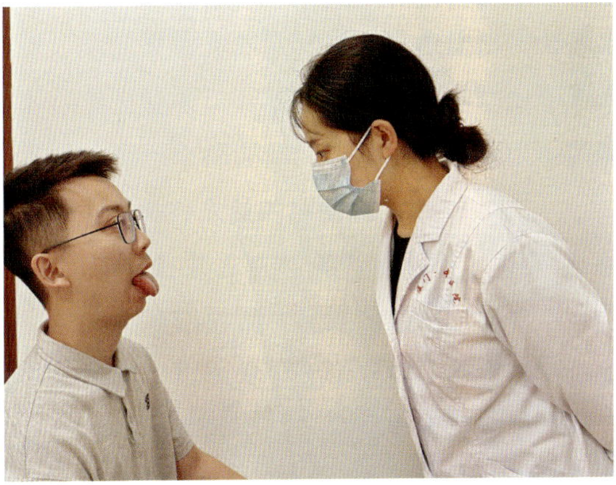

2. 观舌顺序

观舌的顺序是先看舌尖，再看舌中、舌边，最后看舌根部。由于舌质的颜色易变，伸舌较久则随血脉的运行变化而使舌质色泽失真，而舌苔覆盖于舌体上，一般不会随观察时间的长短而变化，因而望舌应当先看舌质，再看舌苔。

在望舌过程中，既要迅速敏捷，又要全面准确，尽量缩短患者伸舌的时间，若一次望舌判断不准，可让患者休息片刻后，再重新望舌。根据临床需要，还可察看舌下络脉。为了使舌诊所获得的信息准确，必须注意排除各种操作因素所造成的虚假舌象。

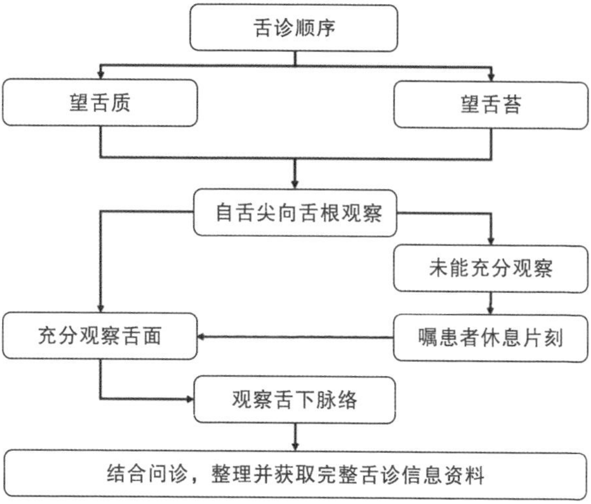

3. 注意事项

望舌以白天充足而柔和的自然光线为佳。如在夜间或暗处，以白色日光灯为好，光线要直接照射到舌面，避免有色光源对舌色的影响。

饮食及药物的摄入可使舌象发生变化。如进食之后，由于食物的反复摩擦，舌苔会由厚变薄；饮水后，干燥舌苔会变得湿润。过冷、过热的饮食及刺激性食物可使舌色发生改变，如刚进食辛热食物，舌色可由淡红变为鲜红，或由红色转为绛色。长期服用某些抗生素，可产生黑腻苔或霉腐苔。一般染苔多在短时间内自然退去，或经揩舌除去，多不会均匀附着于舌面，且与病情亦不相符。如有疑问时，可仔细询问患者，进行鉴别。

口腔对舌象的影响。如牙齿残缺，可造成同侧舌苔偏厚；镶牙、牙床不规整，可以使舌边留有齿痕；睡觉时张口呼吸，可以使舌苔增厚、干燥等。这些情况不能作为病理征象，临床上应仔细鉴别，以免误诊。

伸舌姿势的影响。伸舌时舌体蜷缩，或过分用力，或伸舌时间过长，会影响舌体血液运行而引起舌色改变，或导致舌苔紧凑变样，或舌苔干湿度发生变化。

以上情况都会影响望舌，在实际操作时应注意。

望舌色

淡红舌

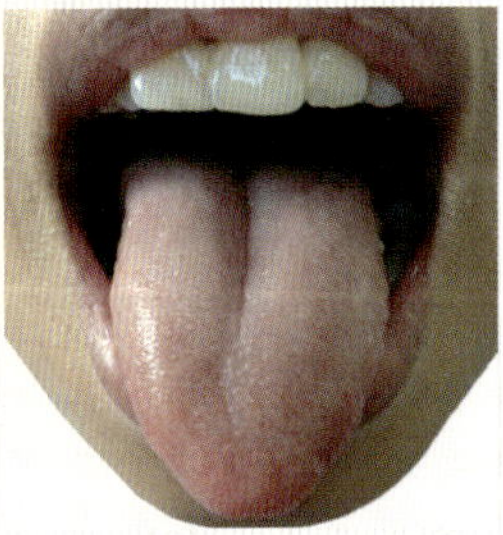

淡红舌

舌象特征

舌体颜色深浅适中，淡红润泽。

●**表现机制：**心血充沛，阳气布化，舌色淡红；胃气充实，上布于舌，其色明润光泽。

●**临床意义：**淡红舌便是医生们口中常说的“漂亮的舌头”，是身体健康的表现，也可见于外感内伤杂病轻症，虽然已经生病，但是病情轻浅，人体内气血旺盛，阴阳平衡未受影响。

淡白舌

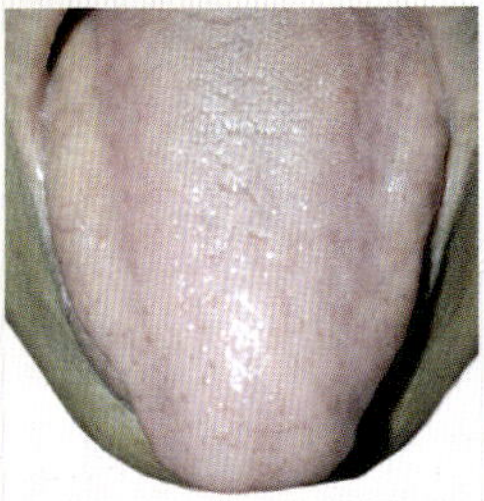

枯白舌

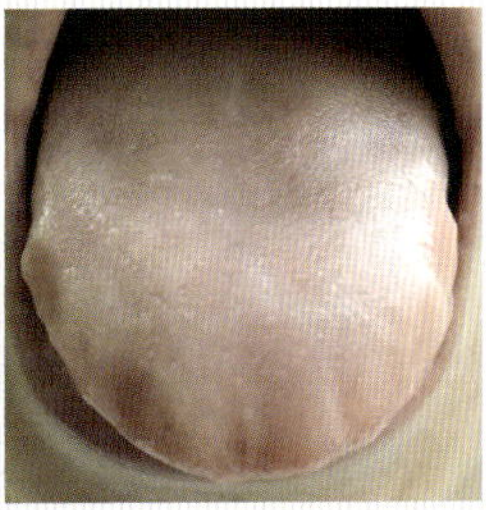

淡白舌

舌象特征

淡白舌舌色较正常舌淡；在淡白舌中还有一类特殊舌色，其色白而近乎无血色，我们称之为枯白舌。

●**表现机制：**气血亏虚，不能荣舌；阳气虚衰，运血无力。血液不能充分荣润舌面，以至舌色偏白。

•**临床意义：**淡白舌是常见的病态舌象之一，病因多为气血亏虚或阳气不足而导致体内津液运化不利。枯白舌提示亡血夺气，常在危急重症时可见。

红舌

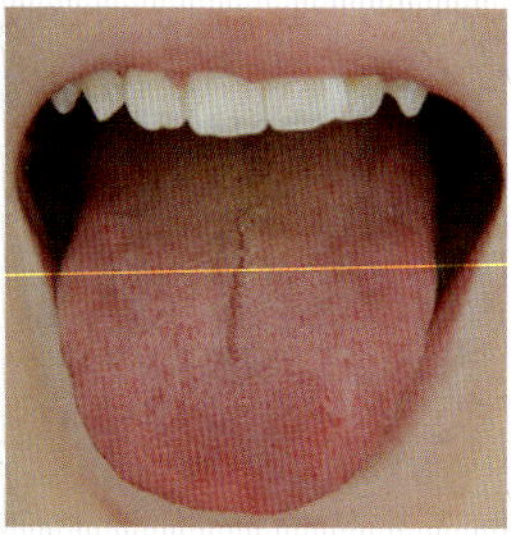

红舌

舌象特征

舌色较正常舌偏红，呈鲜红色。

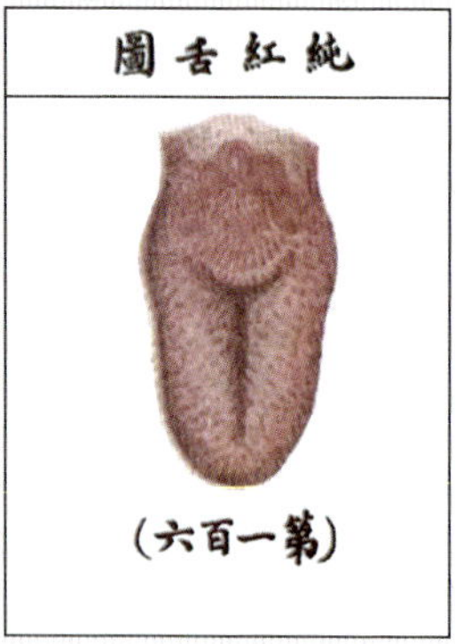

纯红舌图摘自《辨舌指南》，书中载『图说：红赤如瘀血之色，不杂他苔』。

•**表现机制：**血得热则行，循行加速，充布于舌，其色鲜红。

•**临床意义：**红舌代表机体存在热证。舌色鲜红且表面芒刺覆盖，或兼黄厚苔，多属实热证。色鲜红而少苔，或有裂纹，或红光无苔，多为虚热证。舌尖红，多为心火上炎；舌两边红，多为肝经有热。

绛舌

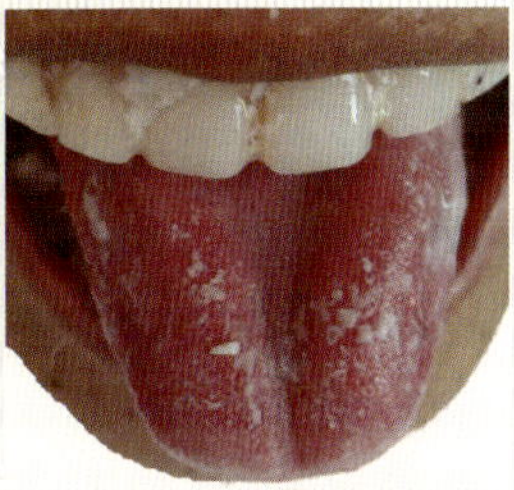

绛舌

舌象特征

绛者深红也，其色较红舌更深，色调更暗。

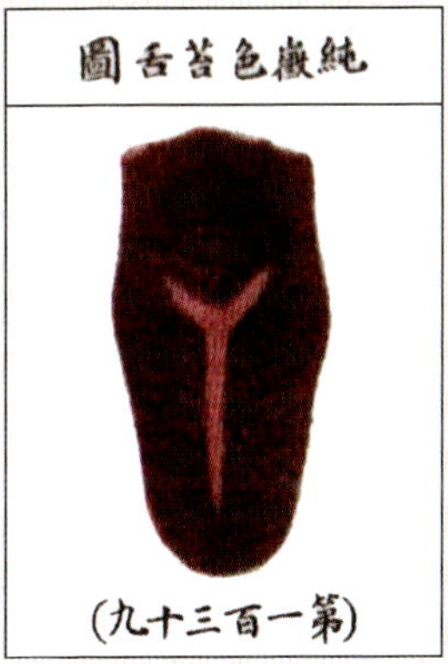

纯霉酱色舌图摘自《辨舌指南》，书中载「图说：全舌黄赤兼黑之色，如沉香色」。

●**表现机制：**热入营血，灼烧营阴；虚火旺盛，热扰舌络。

●**临床意义：**绛舌见于较为严重的热证，病因可大致分为热入营血，脏腑热盛，久病阴虚，热病后期。

青、紫舌

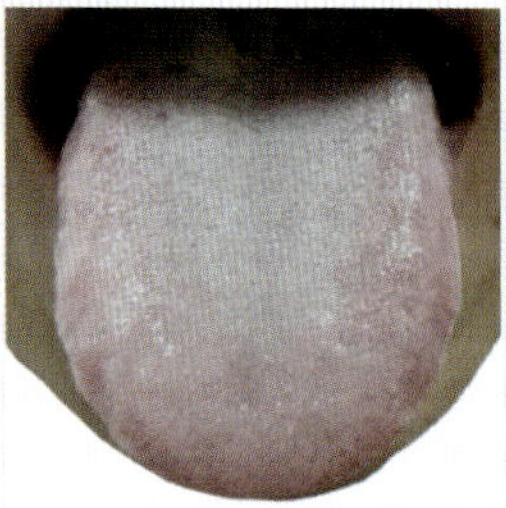

青舌

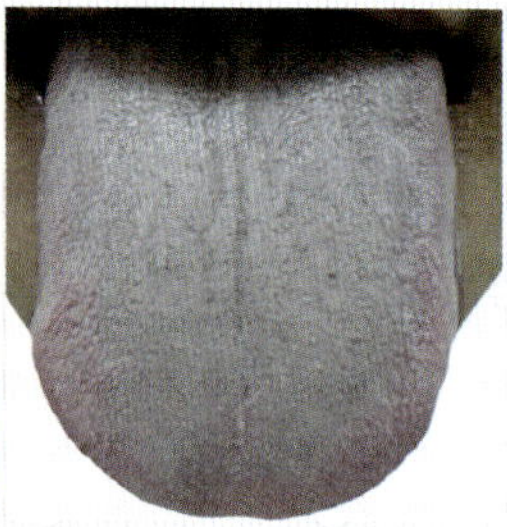

紫舌

舌象特征

全舌淡紫而无红色，称为青舌，有古籍谓之水牛舌。深绛而色暗，称为紫舌。其中，舌淡而泛青紫者，为淡紫舌；舌红而泛现紫色者，为紫红舌；舌绛而泛现紫色者，为绛紫舌；舌体局部出现紫色斑点，大小不等，称为紫斑或紫点。

純紫苔舌圖

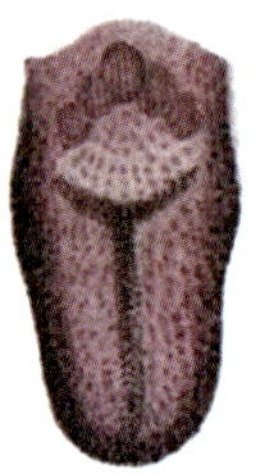

（第一百廿六）

纯紫苔舌图摘自《辨舌指南》，书中载「图说：全舌浑紫色，上无浮苔」。

●**表现机制：**气虚血亏，运行无力，舌色淡红而泛青紫；阴寒内盛，血行不畅，舌色淡紫而湿润；热盛耗血，气血壅滞，舌色绛紫而干枯；局部损伤，血络阻滞，舌色青紫而有瘀斑。

●**临床意义：**青紫舌提示体内有瘀血。全舌青紫者，其病多是全身性血行瘀滞；舌有紫色斑点者，为瘀血阻滞于某局部，或局部血络损伤所致，故常称之为“瘀斑”或“瘀点”。舌色淡红中泛现青紫者，多因肺气壅滞，或肝郁血瘀，或气虚无力推动血液运行，血流缓慢所致；亦可见于先天性心脏病，或服用某些药物、食物中毒等。淡紫舌多由淡白舌转变而成，其舌淡紫而湿润，可由阴寒内盛，阳气被遏，血行凝滞，或阳气虚衰，气血运行不畅，血脉瘀滞所致。紫红舌、绛紫舌多为红绛舌的进一步发展，其舌紫红、绛紫而干枯少津。为热毒炽盛，内入营血，营阴受灼，津液耗损，气血壅滞所致。

青、紫舌比较表

<table>
<tr><th>舌色</th><th>表现特征</th><th>病势</th><th>形成</th><th>主证</th><th>预后</th></tr>
<tr><td>青舌</td><td>全舌淡紫而无红色</td><td>病势较轻</td><td rowspan="2">多由淡白舌或红绛舌发展而成</td><td rowspan="2">气血瘀滞：青舌主要侧重于寒凝瘀血，紫舌主要侧重于气血壅滞瘀血</td><td rowspan="2">若舌苔明润的一般预后良好；若舌苔枯槁的一般预后不良</td></tr>
<tr><td>紫舌</td><td>深绛而色暗</td><td>病势较重</td></tr>
</table>

陈教授说

舌色随人体内气血阴阳、寒热虚实变化而改变，每个人都是独立的个体，即使是健康的舌象，舌色也会略有不同，舌色间的颜色区分界限又比较模糊。那么，并不具备丰富临床经验的我们，该如何准确诊断呢？我们可以通过拍照记录（关闭美颜功能）来不断观察舌象，不断对比舌色的改变，佐证诊断。

望舌形

老、嫩舌

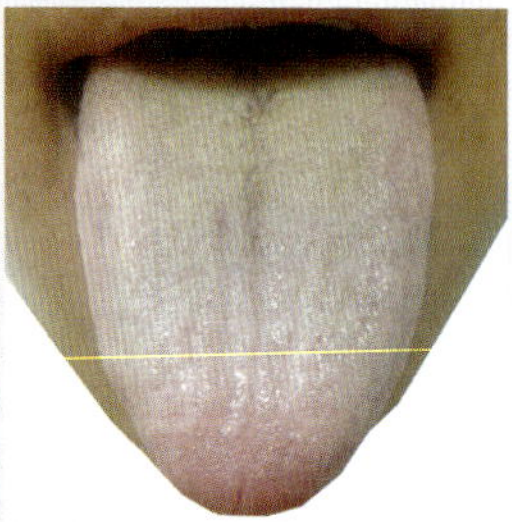

老舌

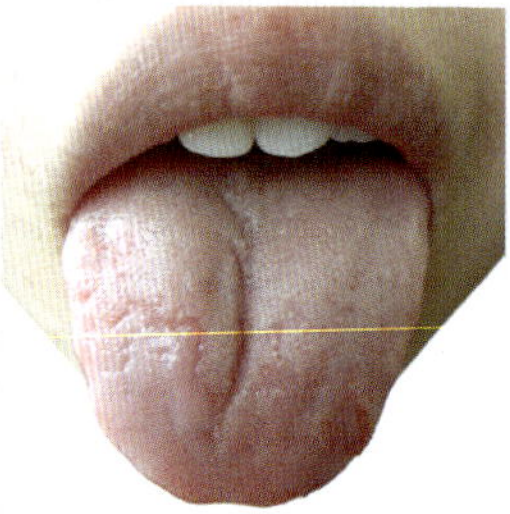

嫩舌

舌象特征

舌质纹理粗糙，形坚敛而色暗沉者为老舌；舌质纹理细嫩，形娇浮而色浅淡者为嫩舌。

●**表现机制：** 邪气亢盛，正气未衰，正邪交争，壅滞于上，故舌质苍老；气血虚衰，阴阳不足，脉络不充，故舌质淡嫩。

●**临床意义：** 老舌与嫩舌是一对相对的舌形。老舌多主实证，而嫩舌多主虚证。

胖、瘦舌

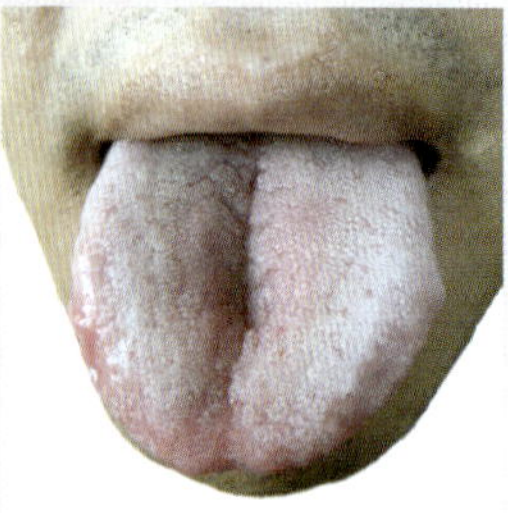

胖大舌

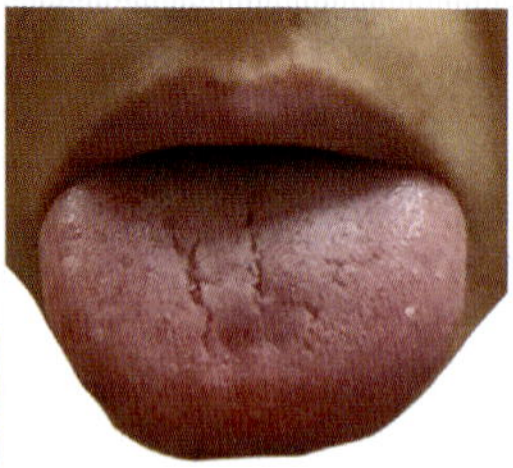

肿胀舌

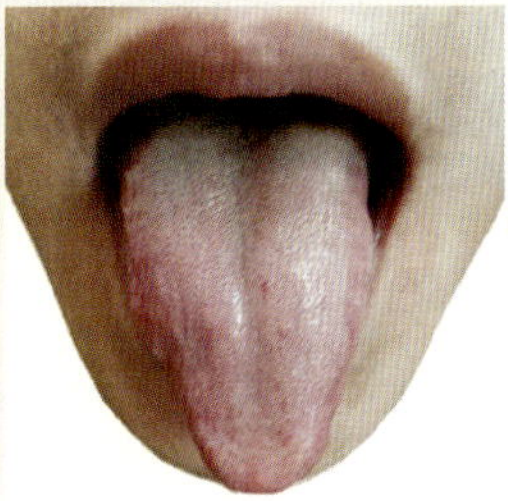
瘦薄舌

舌象特征 舌体厚大，伸则满口，称为胖大舌；舌体肿胀，不能闭口，难以回缩，称为肿胀舌；舌体瘦小且薄，称为瘦薄舌。

●**表现机制：** 脾肾阳虚，津液不行，水湿内停，故舌体胖大；热毒炽盛，酒毒上犯，故舌体肿胀；气血不足，心苗失养，故舌体薄瘦。

●**临床意义：** 胖大舌主水湿痰饮证，常与齿痕舌并见；肿胀舌主热毒上壅；薄瘦舌主气血两虚证、阴虚火旺证。

陈教授说

先天性血管瘤患者可因局部血管闭阻而舌体青紫肿胀，应注意鉴别诊断。

点、刺舌

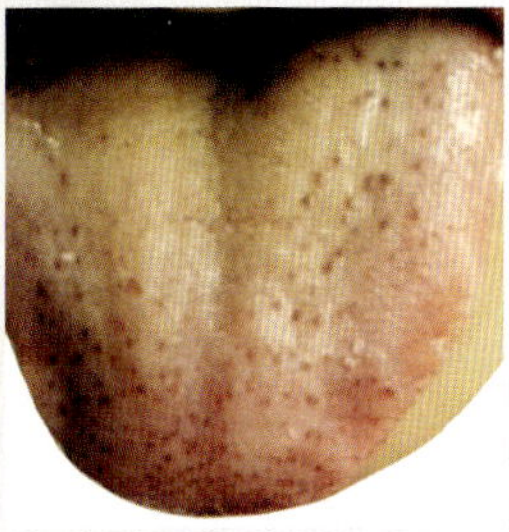
点刺舌

舌象特征 蕈状乳头增生形成遍布于舌面的红色、白色或黑色星点，这种舌称为点舌；舌乳头突起如刺，这种舌称为刺舌。二者常并见，合称点刺舌。

●**表现机制：** 邪热炽盛，充斥舌络；舌乳头增生而成点，高起而成刺。

●**临床意义：** 点刺舌多与绛舌并见，是机体热盛的表现，可见于热入营血，大热诸证。

裂纹舌

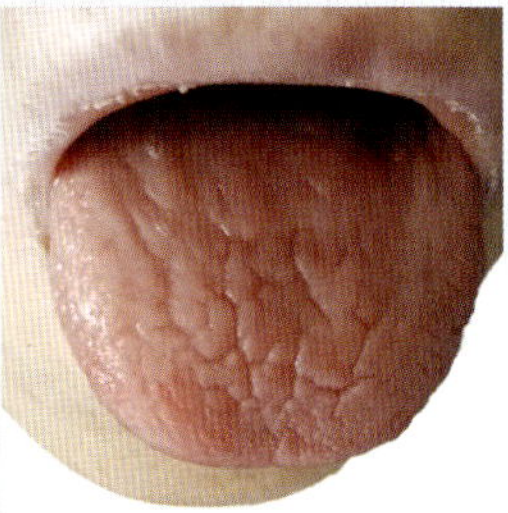

裂纹舌

舌象特征

舌面出现裂纹，长短不同，深浅不一，方向不定，多少不等。可见于全舌，亦可仅见于舌面局部。

●**表现机制：** 精微不输，舌体失养，舌面气血津液疏布不均即成裂纹。

●**临床意义：** 裂纹舌犹如因干旱而龟裂的土地，因机体阴血亏虚舌面失于润养，裂而成纹；或是脾虚湿盛，水湿蕴结于舌，舌体胀大，表面裂而成纹。

陈教授说

先天性裂纹舌者一般无明显不适，其裂纹多浅，且有舌苔覆盖。

齿痕舌

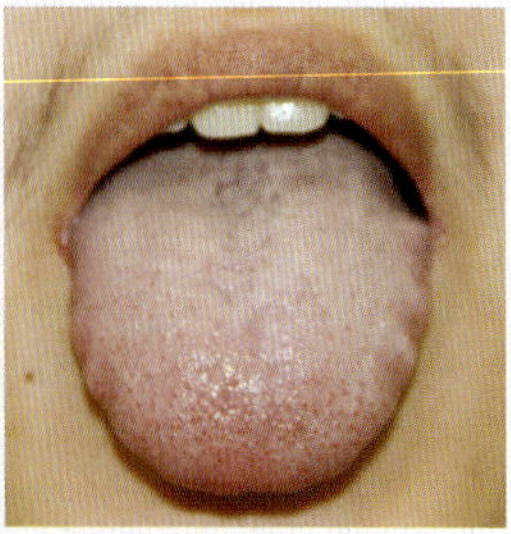

齿痕舌

舌象特征

舌体边缘处有齿痕。

●**表现机制：** 舌体胖大，齿舌积压，于舌体边缘印出齿痕。

●**临床意义：** 齿痕舌是脾虚湿盛的表现，南方诸省，气候潮湿，多高温，湿邪最易损伤脾阳，加之人们难耐暑热，多贪凉，好冷饮，脾阳多有损伤，故齿痕舌舌象极为常见。

陈教授说

临床齿痕舌多与胖大舌并见，亦可见于镶牙者。

望苔色

白苔

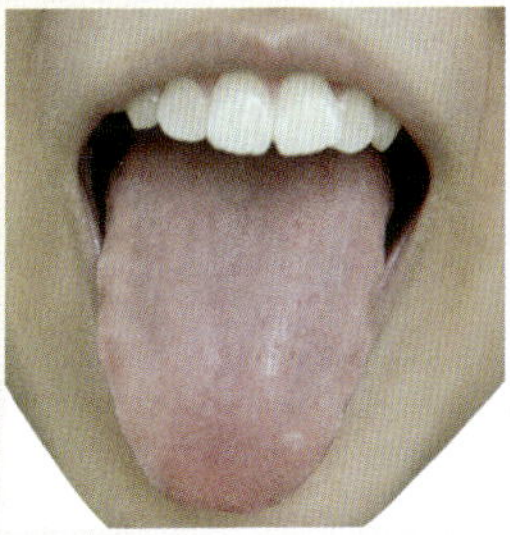

薄白苔

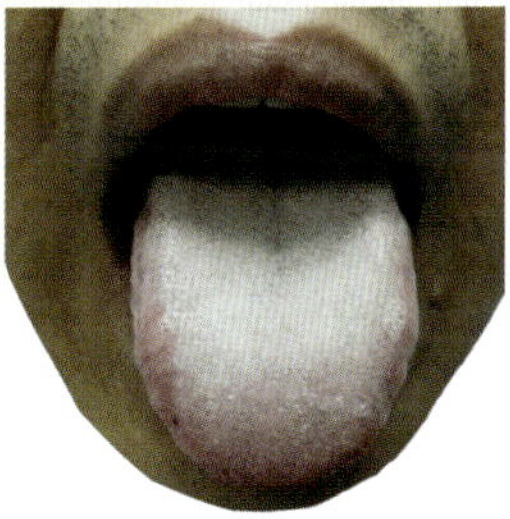

厚白苔

舌象特征

舌面上所附着的苔垢呈现白色。白苔有厚薄之分。苔白而薄，透过舌苔可看到舌体者，称之为薄白苔；苔白而厚，舌体被遮盖而无法透见者，是厚白苔。

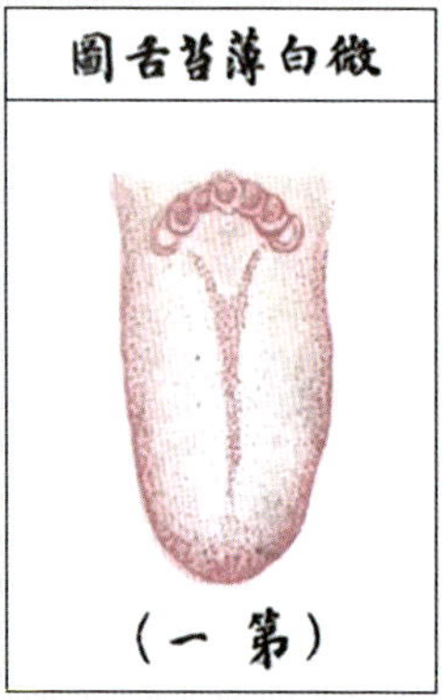

微白薄苔舌图摘自《辨舌指南》，书中载『图说：中根微白，边尖淡红，苔光滑有津』。

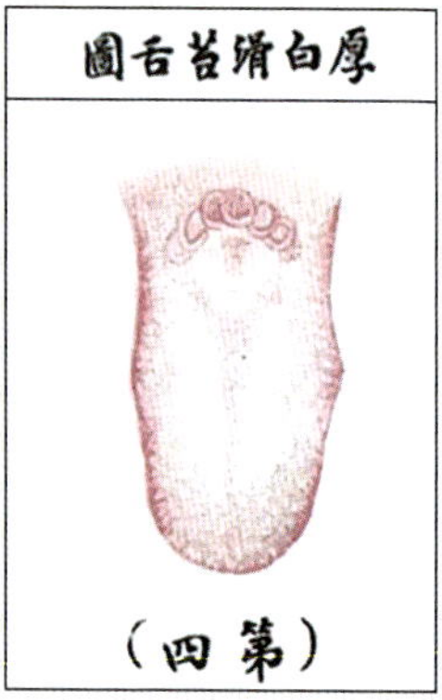

厚白滑苔舌图摘自《辨舌指南》，书中载『图说：中根白厚滑苔，边尖淡红』。

●**表现机制：** 白苔为舌苔本色，是最常见的苔色，其他苔色均可由白苔转化而来。

●**临床意义：** 苔薄白而润，可为正常舌象，或表证初起，或里证病轻，或阳虚内寒；苔薄白而滑，多为外感寒湿，或脾肾阳虚，水湿内停；苔薄白而干，多由外感风热或凉燥所致；苔白厚腻，多为湿浊内停，或为痰饮、食积。在特殊情况下，白苔也主热证。苔白如积粉，扪之不燥者，称为积粉苔，常见于瘟疫或内痈等；苔白而燥裂，粗糙如砂石，提示燥热伤津，阴液亏损。

黄苔

薄黄苔

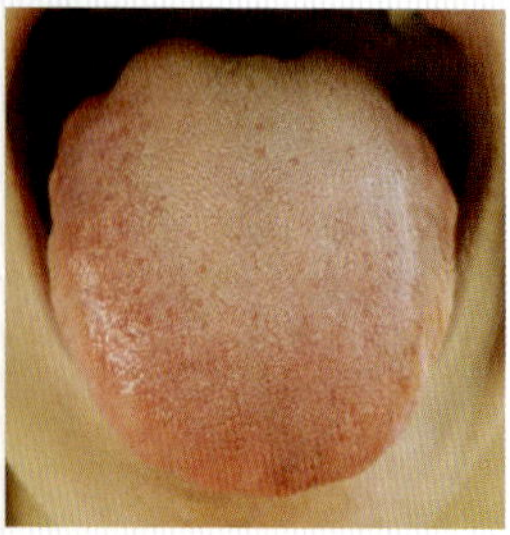

黄糙苔

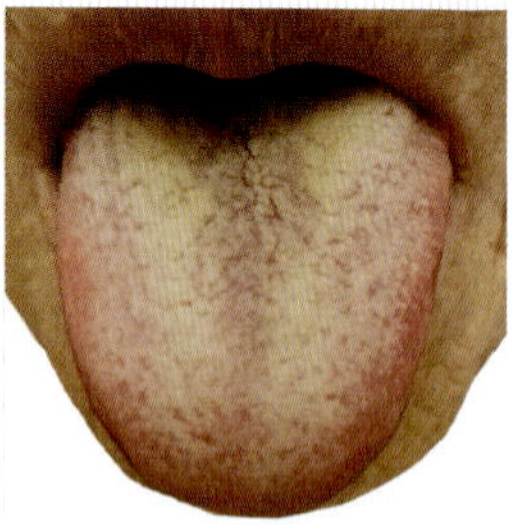

舌象特征

舌苔呈现黄色。根据苔黄的程度，有浅黄、深黄和焦黄之分。浅黄苔呈淡黄色，多由薄白苔转化而来；深黄苔色黄而深浓；焦黄苔是深黄色中夹有灰黑色苔。黄苔多分布于舌中，亦可布满全舌。黄苔常与红绛舌同时出现。

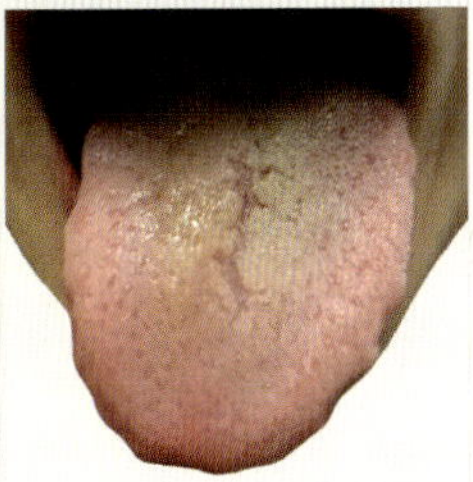

黄腻苔

深黄尚滑舌图摘自《辨舌指南》，书中载「图说：苔色深黄而滑，边尖淡白微红」。

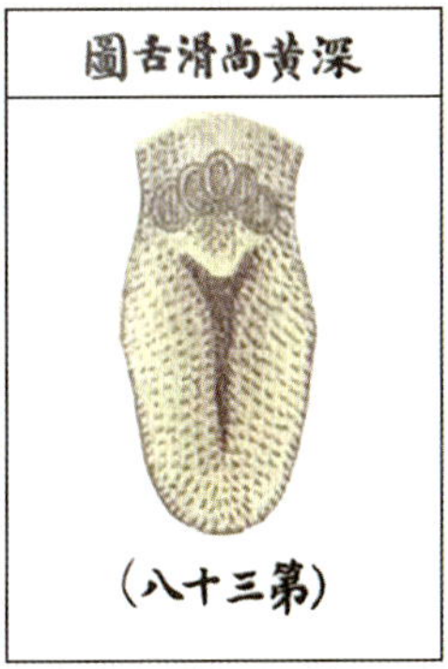

初病微黄舌图摘自《辨舌指南》，书中载「图说：舌边淡红，中根淡黄而润滑」。

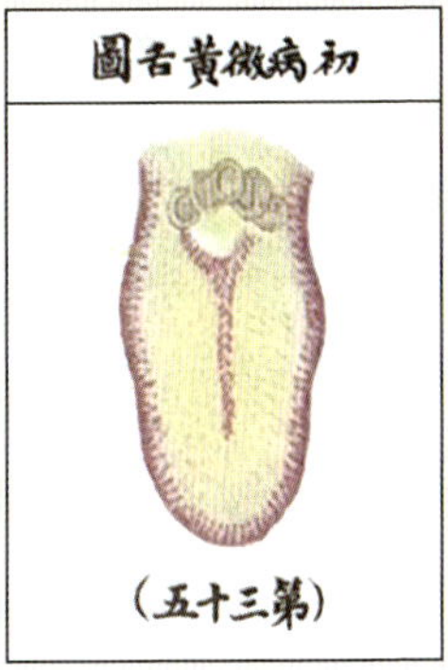

黄干舌图摘自《辨舌指南》，书中载「图说：全舌干黄」。

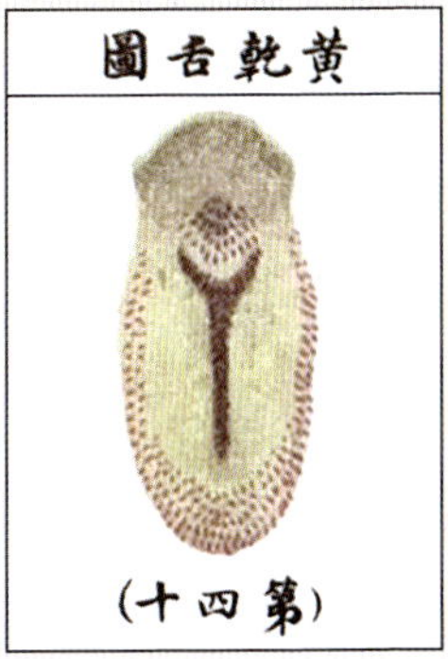

●**表现机制：**邪热熏灼于舌，故苔呈黄色。一般情况下，苔色愈黄，说明热邪愈甚，浅黄苔为热轻，深黄苔为热重，焦黄苔为热结。

●**临床意义：**黄苔是临床最常见的病理苔色，依据其黄色深浅，并结合舌质以及润燥等表现，可对黄苔进行更为明确的划分。舌苔由白转黄，或呈黄白相兼，多为外感表证处于化热入里，表里相兼阶段。薄黄苔提示热势轻浅，多见于风热表证，或风寒化热入里之初。苔淡黄而润滑多津者，称为黄滑苔，多为寒湿、痰饮聚久化热；或为气血亏虚，复感湿热之邪所致。苔黄而干燥，甚至苔干而硬，颗粒粗大，扪之糙手者，称为黄糙苔。苔黄而干涩，中有裂纹如花瓣状，称为黄瓣苔。黄黑相兼而干焦，称为焦黄苔。以上诸苔均主邪热伤津，燥结腑实之证。黄苔而质腻者，称为黄腻苔，主湿热或痰热内蕴，或为食积化腐。

陈教授说

一般情况下，可以将黄苔与热证“画等号”，黄苔多主热证、里证。

灰、黑苔

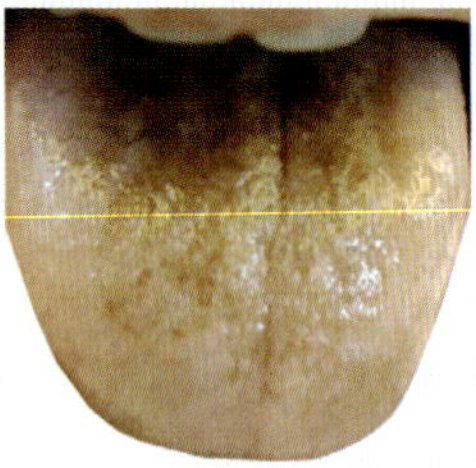
灰苔

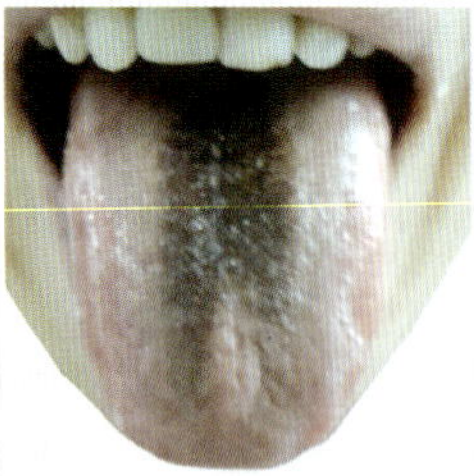
黑苔

舌象特征

苔色浅黑，称为灰苔；黑苔较灰苔色深，多由灰苔或焦黄苔发展而来。灰苔与黑苔只是颜色深浅差别，故常并称为灰黑苔。灰黑苔的分布，在人字界沟附近，苔黑较深，越近舌尖，灰黑色渐浅。灰黑苔多由白苔或黄苔转化而成，多在疾病持续一定时日、发展到相当程度后才出现。

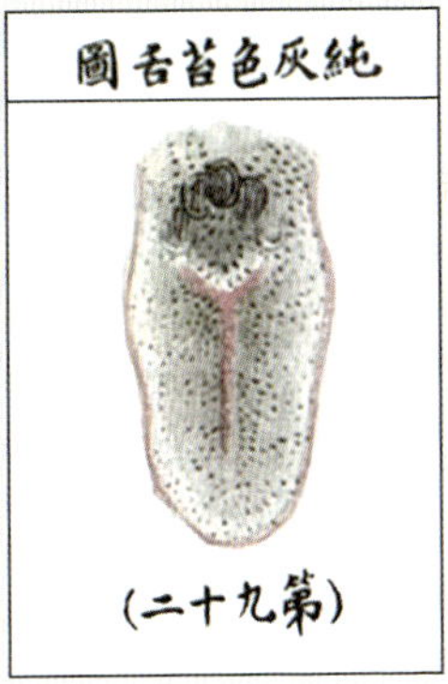

纯灰色苔舌图摘自《辨舌指南》，书中载「图说：全舌灰色，或润或燥」。

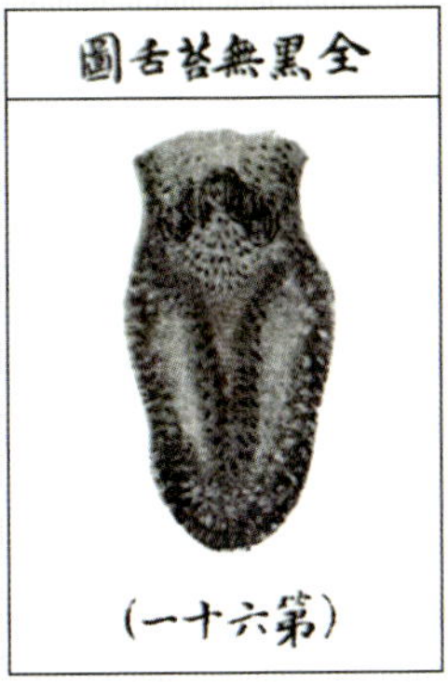

全黑无苔舌图摘自《辨舌指南》，书中载「图说：全黑无苔无点刺」。

●**表现机制：**灰、黑苔既可见于热性病中，也可见于寒湿病中，皆属重症。一般颜色越深代表病情越重。

●**临床意义：**苔质的润燥是辨别灰、黑苔寒热属性的重要指征。在寒湿病中出现的灰、黑苔，多由白苔转化而成，其舌苔灰、黑必湿润多津。在热性病中出现，多由黄苔转变而成，其舌苔灰、黑必干燥无津液。舌边、舌尖部呈白腻苔，而舌中、舌根部出现灰黑苔，舌面湿润，多为阳虚寒湿内盛，或痰饮内停。舌边、舌尖见黄腻苔，而舌中为灰、黑苔，多为湿热内蕴，日久不化所致。苔焦黑干燥，舌质干裂起刺者，无论外感或内伤，均为热极津枯之证。灰、黑苔主阴寒内盛，或里热炽盛等重症。

灰、黑苔比较表

舌苔	表现特征	病势	形成	主证	预后
灰苔	苔色浅黑	病势较浅	多由白苔转化而来	寒病和热病；病情进展严重时均可出现，提示重症	差
黑苔	苔色深黑	病势较深	多由灰苔或焦黄苔转化而来		

陈教授说

长期吸烟者可因大量吸入焦油等物质而造成染苔（亦称假苔，即舌苔被食物或药物染色，改变原有苔色），这种情况如果没有明显身体不适，不视为病理现象。

望苔质

薄、厚苔

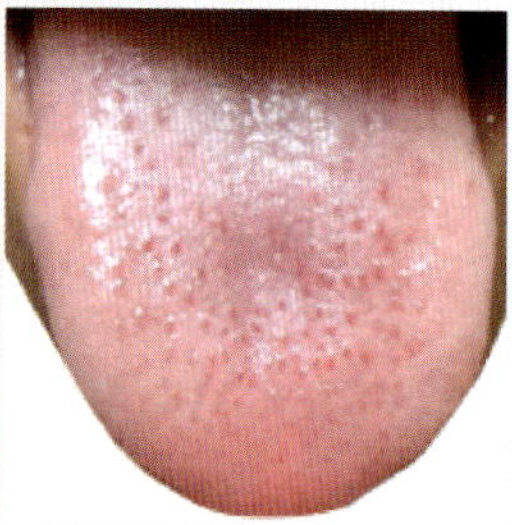

薄苔

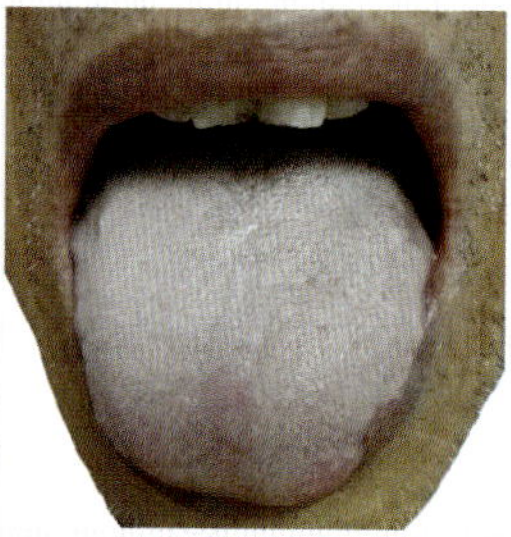

厚苔

舌象特征

舌苔的薄、厚以『见底』『不见底』为标准。即透过舌苔能隐隐见到舌质者，称为薄苔，又称见底苔；不能透过舌苔见到舌质者，称为厚苔，又称不见底苔。

●**表现机制：**舌苔薄白而均匀，或中部稍厚，不干不湿，胃气生发，布于舌面，是正常舌象，或是病情轻浅，未伤胃气。舌苔厚腻则为胃气兼夹湿痰食浊等，熏蒸于舌所致。

●**临床意义：**苔的厚薄主要反映邪正的盛衰和邪气的深浅。薄苔，多见于疾病初起，病邪在表。厚苔多主邪盛入里，或内有痰饮食积。

陈教授说

舌苔的厚薄变化，称为舌苔的消长。舌苔由薄转厚，为舌苔长，提示邪气渐盛，或表邪入里，为病进；舌苔由厚转薄，为舌苔消，提示正气胜邪，或内邪消散外达，为病退的征象。

润、燥苔

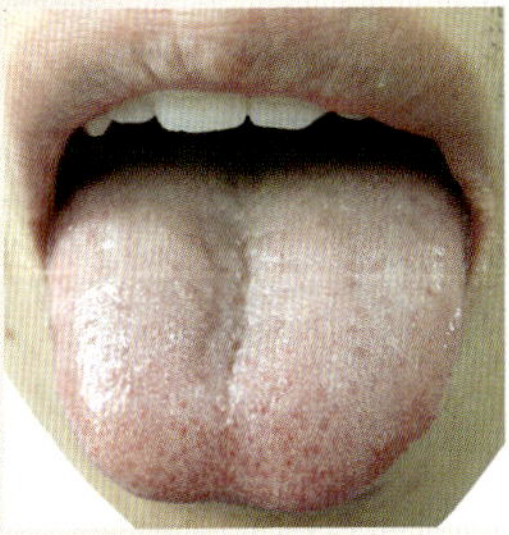
润苔

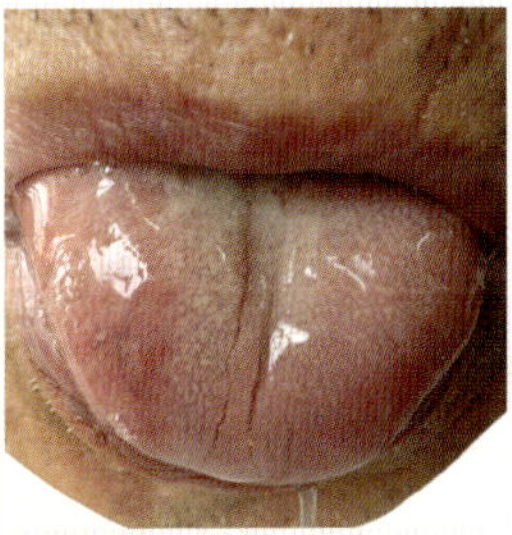
滑苔

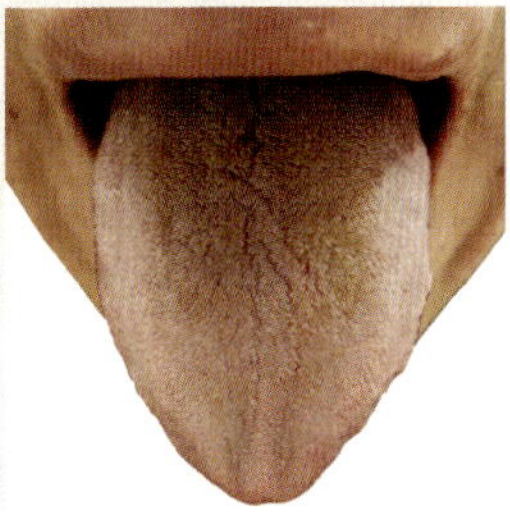
燥苔

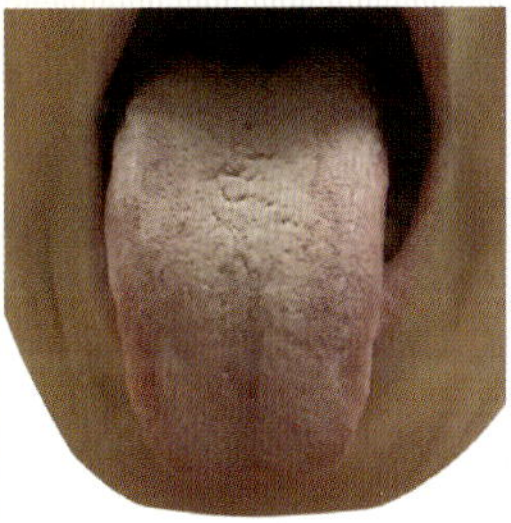
糙苔

舌象特征

舌苔润泽有津，干湿适中，称为润苔；舌面水分过多，扪之湿滑，甚者伸舌欲滴，称为滑苔；舌苔干燥，望之干枯，扪之无津，甚则舌苔干裂，称为燥苔；苔质颗粒粗糙如砂石，扪之糙手，称为糙苔。

●**表现机制：**身体中津液充足，运化有力，津液上承，润养舌面，故舌体湿润，此为润苔；若水湿之邪内聚，或患者自身阳气虚衰，不能运化水液，导致寒湿痰饮聚于舌面，则为滑苔；或热邪炽盛，或大汗，或泄泻，或吐下后津液不足，或痰饮、瘀血内阻，津液输布障碍，不能上承于舌，则为燥苔；热盛至极，津液大伤，或邪浊盘踞中焦，壅堵不通，是为糙苔。

●临床意义：此类苔质主要反映津液的盈亏和输布情况。舌苔由润变燥，表示热邪加重，津液耗伤，或津失输布；舌苔由燥转润，表明热退津复，或饮邪始化，津液得布。

腻、腐苔

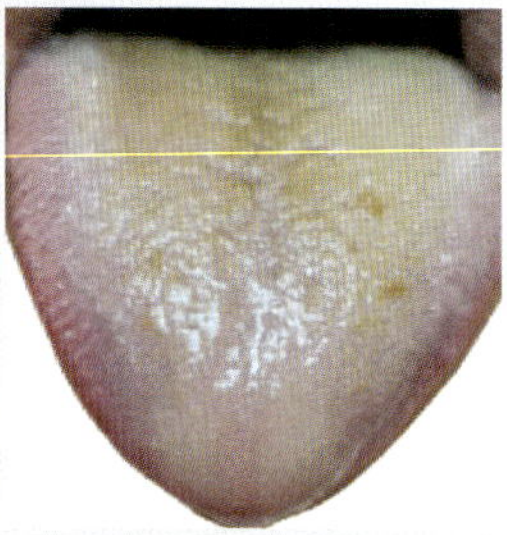
腻苔

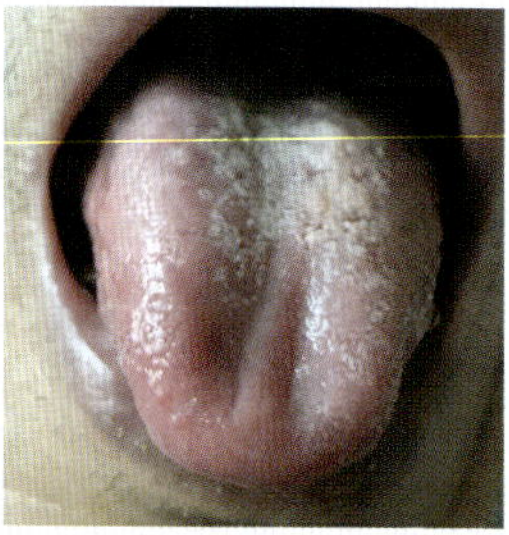
腐苔

舌象特征

苔质颗粒细腻致密，融合成片，如涂有油脂之状，紧贴舌面，揩之不去，刮之不脱，称为腻苔；苔质颗粒疏松，粗大而厚，形如豆腐渣堆积舌面，揩之易去，称为腐苔；若舌上黏厚一层，犹如疮脓，则称为脓腐苔。

●表现机制：湿浊内盛，阳气被遏，湿浊痰饮积聚停留舌面所致。

●临床意义：此类苔象皆主痰浊、食积，脓腐苔主内痈。舌苔白腻不燥，自觉胸闷，多为脾虚湿困，阻滞气机。舌苔白腻而滑者，为痰浊、寒湿内阻，阳气被遏，气机阻滞。舌苔黏腻而厚，口中发甜，是脾胃湿热，邪聚上泛。舌苔黄腻而厚，为痰热、湿热、暑湿等邪内蕴，腑气不畅。腐苔主食积胃肠，或痰浊内蕴。脓腐苔，多见于内痈或邪毒内结，是邪盛病重的表现。病中腐苔渐退，续生薄白新苔，为正气胜邪之象，病邪将散。腐苔脱落，不能续生新苔者，称为无根苔，为病久胃气衰败之表现，预后多不良。

剥（落）苔

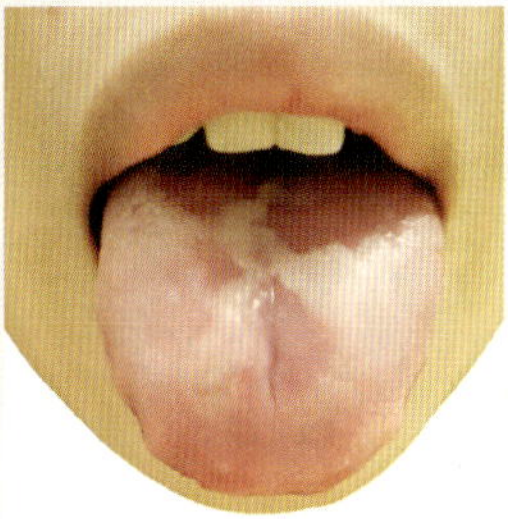

剥苔

舌象特征

舌面本有舌苔，疾病过程中舌苔全部或部分脱落，脱落处光滑无苔，称为剥苔。

●**表现机制：**胃气匮乏不能熏蒸于舌，或胃阴亏虚不能上潮于舌。

●**临床意义：**舌红苔剥多为阴虚。舌淡苔剥或类剥苔，多为血虚或气血两虚。舌面光洁如镜，舌色红绛者，为胃阴枯竭，胃乏生气之兆，属阴虚重证。舌面光洁如镜，甚则毫无血色者，主营血大虚，阳气虚衰，病重难治。舌苔部分脱落，未剥脱处仍有腻苔者，多为正气亏虚，痰浊未化，病情较为复杂。舌苔从全到剥，是胃的气阴不足，正气渐衰的表现；舌苔剥脱后，复生薄白之苔，为邪去正胜，胃气渐复之佳兆。

偏、全苔

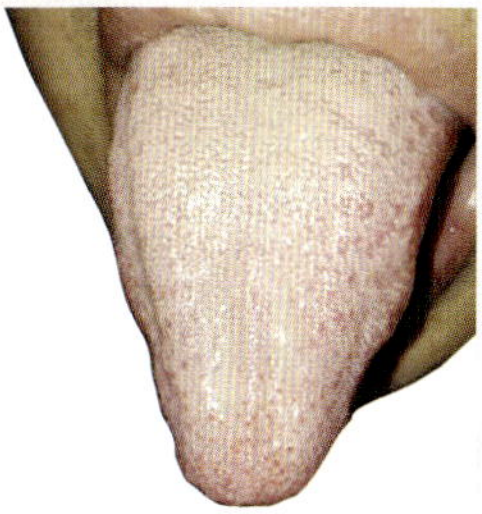

全苔

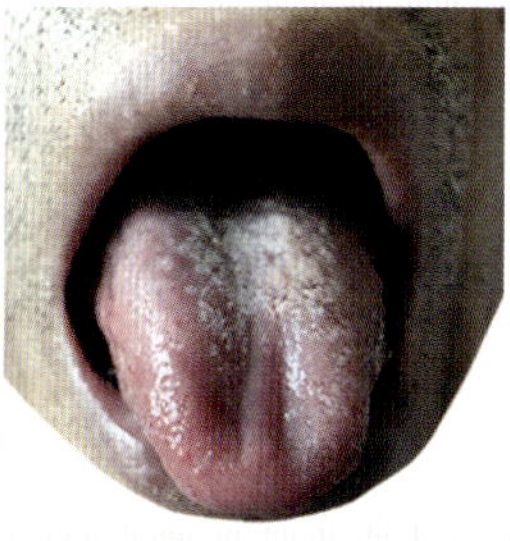

偏苔

舌象特征

舌苔遍布舌面，称为全苔。舌苔半布，偏于前、后、左、右某一局部，称为偏苔。

●**表现机制：**邪气入里未深，胃气已先损伤，舌苔偏于舌尖部。外邪虽退，但胃滞依然，舌苔偏于中部。痰饮积滞中焦，舌苔仅见于中部。肝胆湿热，舌苔偏于两侧或仅偏于一侧。

●**临床意义：**病中见全苔，常主邪气散漫，多为湿痰中阻之征。舌苔偏于某处，常提示该处所候脏腑有邪气停聚。

真、假苔

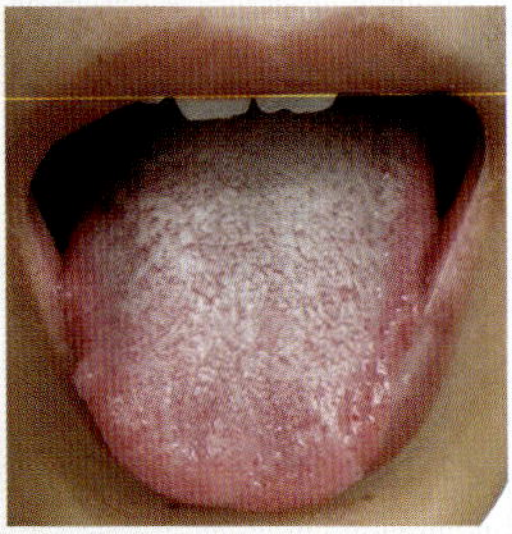

真苔

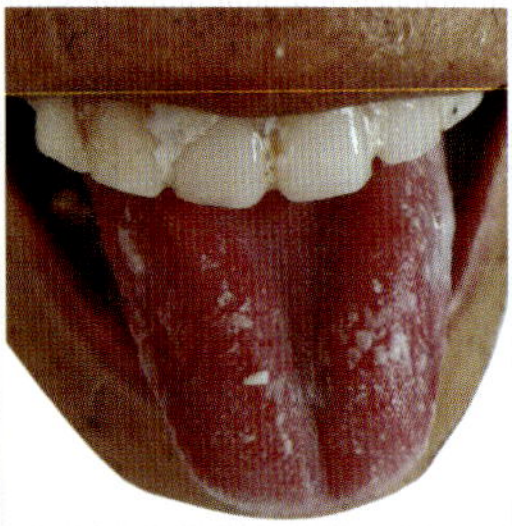

假苔

舌象特征

舌苔坚敛着实，紧贴舌面，刮之难去，像从舌体上长出者，称为有根苔，此属真苔。若舌苔不着实，似浮涂舌上，刮之即去，不像舌上自生出来的，称为无根苔，即是假苔。

●**表现机制：**脾、肾、胃之气不能上熏舌面，正气衰竭，刮舌后舌面光滑无根，是为假苔。

●**临床意义：**平人之正常苔，见薄苔有根，乃胃有生气。病之初期、中期，舌见真苔且厚，为邪气深重，正气亦盛，病属实证。久病见真苔，说明正气虽有损耗，但胃气尚存，预后较佳。刮后舌面光滑，无生苔迹象，为正气衰竭。面上浮一层厚苔，望似无根，刮后却见已有薄薄新苔者，是疾病向愈的善候。

真、假苔比较表

	表现特征	病势	正邪对比	主证	预后
真苔	坚敛着实，紧贴舌面，刮之难去	病势较浅	邪气深重，正气亦盛	病之初期或中期	预后较好
假苔	不着实，似浮涂舌上，刮之即去	病势较深	正气衰竭	疾病后期	预后较差

望舌下络脉

正常人舌下舌系带左右两侧各有一条纵行的大络脉，称为舌下络脉。正常情况下，其管径不超过 2.7mm，长度不超过舌尖至舌下肉阜连线的 3/5，颜色暗红，无分支和紫点。脉络无怒张、紧束、弯曲、增生，排列有序，绝大多数为单支，极少有双支出现。

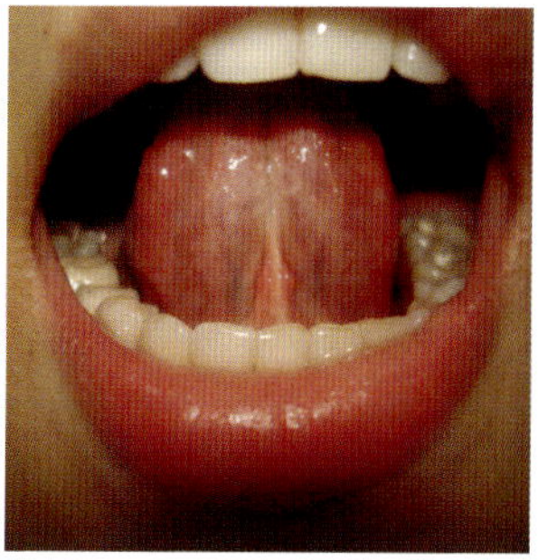

正常舌下络脉

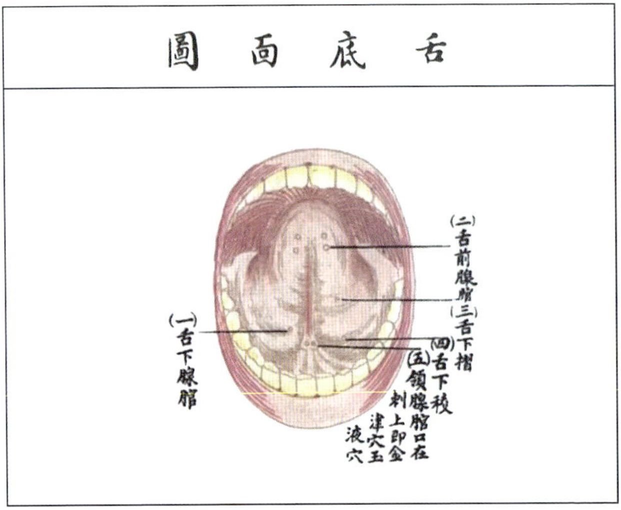

舌底面图摘自《辨舌指南》

望舌下络脉主要观察其长度、形态、色泽、粗细、舌下小血络等变化。

望舌下络脉的方法是，让患者张口，将舌体向上腭方向翘起，舌尖轻抵上腭，勿用力太过，使舌体自然放松，舌下络脉充分显露。首先观察舌系带两侧大络脉的长短、粗细、颜色，有无怒张、弯曲等异常改变，然后观察周围细小络脉的颜色、形态有无异常。

根据临床常见的异常舌下脉络，可简单将其分为细和怒张两类。

细

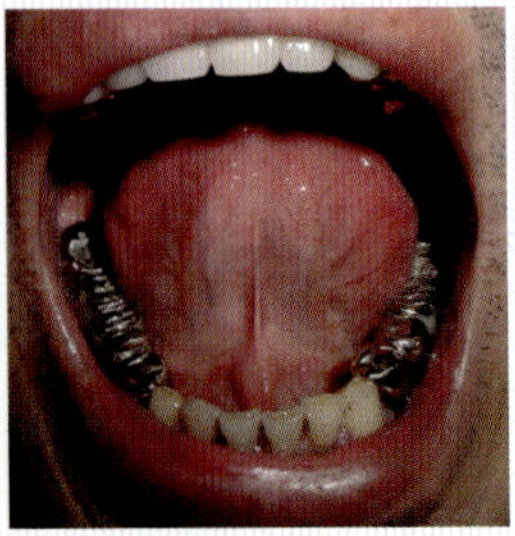

舌下络脉短细

舌象特征

舌下络脉短而细，周围小络脉不明显，舌色偏淡者，多属气血不足，脉络不充。

怒张

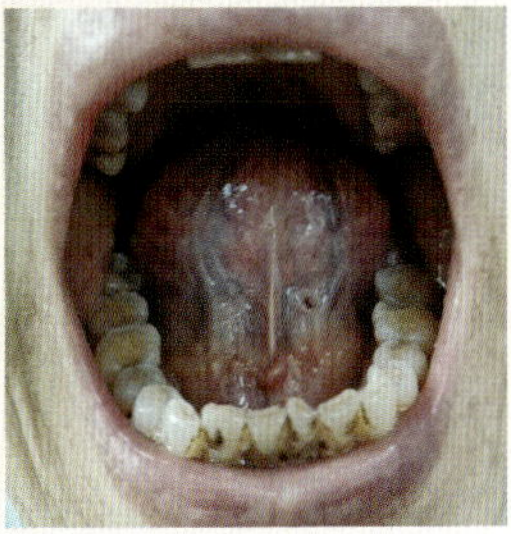

舌下络脉瘀紫曲张

舌象特征

舌下络脉粗胀、分叉，或呈青紫、绛、绛紫、紫黑色，或舌下细小络脉呈暗红色或紫色网络，或舌下络脉曲张如紫色珠子状大小不等的瘀血结节等改变，皆为血瘀的征象。

陈教授说

舌下络脉看似内容寥寥，但舌下气血旺盛，运行不断，舌下络脉的变化，有时会早于舌色变化，因此，舌下络脉是分析气血运行情况的重要依据。

体质、舌象与养生

“体质”这一个词，相信大家都不陌生，在日常生活中，我们把经常生病的人形容为体质差，不易生病的人形容为体质好。但其实并不能用单纯的好与坏来区分体质，简单而言，体质涉及人的遗传基因、健康状况、免疫系统、体重、体型、耐力、抵抗力等方面的特征，可以影响人的健康状况、疾病易感性、体能水平和适应能力等。不同的体质类型可能对环境、饮食、运动等因素的反应有所差异。了解自己的体质有助于人们采取适当的生活方式、饮食习惯和运动方式，从而保持健康。

古希腊“医学之父”希波克拉底最先提出人有四种气质论，而中医学著作《黄帝内经》提出“阴阳二十五人”奠定了中医体质学的基础。现代王琦院士的“九种体质”学说在中医界被广泛接受并运用。体质与先天禀赋密切相关，也受成长阶段、周围环境、生活习惯、心理因素等方面的影响，不同体质的人群舌象表现也有所不同，相信通过本章内容，大家可以了解不同体质的舌象的基本特点，从而能够做到通过舌象判断体质的种类。体质具有相对稳定性，但又是动态可变的，具有可调性，针对偏颇体质采取相应的调理措施，从而更好地、更有针对性地防病养生。

阳盛体质

●**外貌特征**：形体偏瘦者较多。

●**常见表现**：面色偏红，目色偏赤，目光神气很足，食欲佳，大便偏干，小便偏黄，脉滑、实或弦。

●**心理特征**：热情、活跃、冲动、爱冒险、急躁、易怒。

●**发病倾向**：易患热证、实证，即老百姓日常说的“易上火”。患病后易化燥、化火。

●**对外界环境的适应能力**：在炎热季节时，常感不舒适，对燥热饮食耐受力差，较不怕冷。

●**成因**：先天禀赋，或过食燥热食物，或过服燥热药物，或后天生活工作环境燥热。

舌象

舌红，苔黄，或少津。

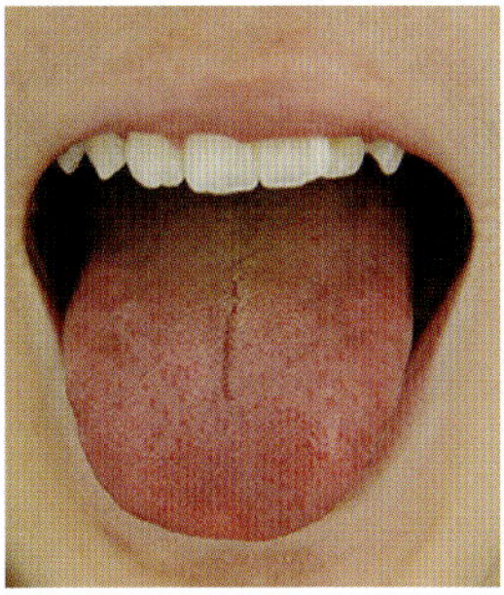

阳盛质典型舌象

陈教授说

阳盛体质养生原则在于清热泻火，养阴生津。我们提倡《黄帝内经》中“恬淡虚无”“精神内守”的养生大法。阳盛体质者，多易躁易怒，自我养生首当加强自我道德修养和意志锻炼，遇恼怒之事，当克服情感冲动，保持冷静理性。

饮食忌辛辣燥烈食物，如辣椒、生姜。狗肉、牛肉、鹿肉等温阳食物应少食，可多食水果蔬菜，如西瓜、苦瓜、莲藕等。酒性辛热上行，不宜多饮，可以菊花茶等代替。同时应加强锻炼，选择运动强度较大的体育活动，运动后应及时补充水分。

痰湿体质

舌象

舌体胖大，舌苔白腻。

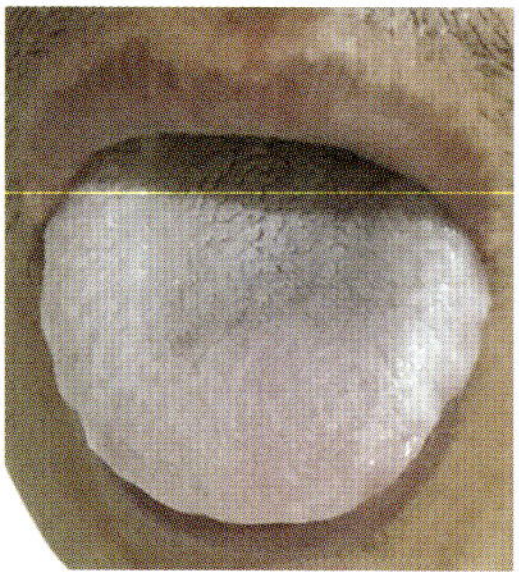

痰湿质典型舌象

●**外貌特征：** 形体肥大，腹部肥满松软。

●**常见表现：** 面色淡黄或暗，眼胞微浮，容易疲劳困倦，口黏腻或甜，面部皮肤油脂较多，多汗而黏，痰多。喜欢吃煎炸油腻食物或是蛋糕、甜品，大便偏软不成形，小便不多或微浑，脉滑或细、濡、缓。

●**心理特征：** 平静、放松、懒惰、无精打采、冷淡。

●**发病倾向：** 易患消渴、中风、胸痹等。

●**对外界环境适应能力：** 对梅雨季节及潮湿环境适应能力较差。

●**成因：** 先天遗传，或久居湿地，或后天过食肥甘。

陈教授说

痰湿体质的人多形宽体胖，总觉身体困乏，不愿运动，喜食肥甘厚味，这是由于痰湿困体，阻滞气机，清阳不升。此类表现，内因都来自体内脾胃虚弱，代谢功能下降。

痰湿体质人群饮食应以清淡为主，少食肥甘厚味，而应多吃健脾利湿、化痰祛湿的食物，如白扁豆、薏苡仁、赤小豆等。除饮食外，也要注意起居环境，不宜居住在潮湿环境中，若运动出汗或淋雨后，应及时擦干身上水分，避免湿浊侵入体内。衣着宜宽松透气，利于汗液蒸发，祛除体内湿气。痰湿体质者应坚持长期锻炼，运动强度应根据自身情况循序渐进，同时应注意避免在阴雨天气时锻炼。

气郁体质

●**外貌特征：**形体瘦者为多。

●**常见表现：**性格内向，情绪易受外界影响。忧郁脆弱，敏感多疑，对精神刺激适应性较差，平素常面露忧郁之色，神情多烦闷不乐。胸胁部胀满不适，或走窜疼痛。常常叹息，或反酸呃逆（打嗝），或喉咙有异物感，或乳房胀痛，难以入睡，易在凌晨固定时间段醒来，食欲较差，健忘，痰多，大便多干，小便正常，脉弦细。

●**心理特征：**情绪化、忧郁、脆弱、敏感、多疑、压抑；或焦虑、紧张、急躁。

●**发病倾向：**易患失眠、焦虑、梅核气等。

舌象

舌淡红，苔薄白，少数可见肝郁线（除非长期出现肝郁线，否则一般情况下舌象对肝郁质的诊断意义不大）。

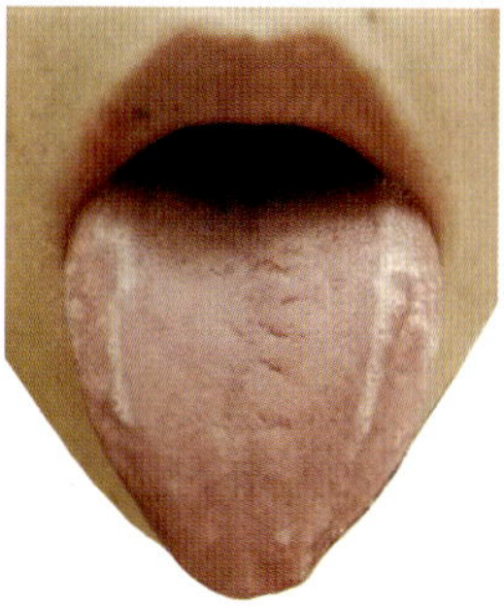

气郁质典型舌象

●**对外界环境的适应能力：**对精神刺激适应性较差，不喜欢阴雨天气。

●**成因：**先天遗传，或因精神刺激、暴受惊恐、所欲不遂等。

陈教授说

气郁体质者一般会出现闷闷不乐、两胁胀满、情绪低落等症状，严重的还会出现“上火”、血瘀的表现。忧思郁闷，精神困苦是气血郁结引起的，故养生重在精神调摄与心理健康。气郁体质者可以尝试多参加集体文娱活动，常看轻松欢快的文艺作品。

气郁体质者可以多吃一些具有理气解郁、调理脾胃功效的食物，如大麦、刀豆、高粱、蘑菇、黄花菜等。气郁者宜动不宜静，动则气血运行通畅，当广泛参加各项体育运动，尤其以伸展四肢，扩开胸部的运动等为佳。

瘀血体质

●**形体特征：** 瘦人居多。

●**常见表现：** 平素面色晦暗，皮肤偏暗或色素沉着，易出现瘀斑，易患疼痛，口唇暗淡或紫。眼眶暗黑，鼻部暗滞，发易脱落，肌肤干，女性常痛经、闭经，或经血中多凝血块，或经色紫暗有块，崩漏，或有出血倾向，脉细涩或结代。

●**心理特征：** 无明显特征。

●**发病倾向：** 易患出血、中风、胸痹等。

●**对外界环境的适应能力：** 不耐受风邪、寒邪。

●**成因：** 先天禀赋，或因后天损伤，忧郁气滞，久病入络。

舌象

舌质暗，有点、片状瘀斑，舌下静脉曲张。

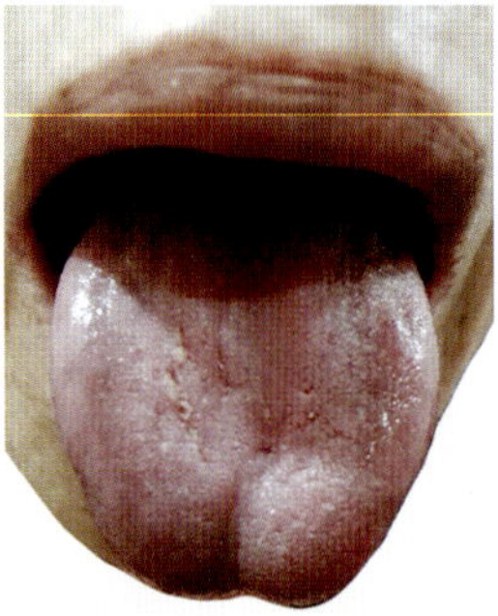

瘀血质典型舌象

陈教授说

瘀血体质是体内血液运行不畅导致血液内阻而引起的。血液运行不畅，或因气滞，或因寒湿；血液运行有赖于气的推动，当气机阻滞，或寒邪瘀阻，则气血运行受阻。该类人群养生原则在于活血化瘀，可多吃行气活血的食物，如佛手、橙子、柑皮、刀豆等有助行气，山楂、桃仁、油菜、空心菜、莲藕等可助活血。

运动对于瘀血体质者十分重要，无论是爬山、骑自行车、跑步等，或打八段锦、太极操等，于瘀血体质者都大有裨益，应特别注意选择全身运动，而非局部锻炼。

阴虚体质

●外貌特征：体形瘦长。

●常见表现：手足心热，平素易口燥咽干，鼻干，口渴喜冷饮，大便干燥。面色潮红，有烘热感，目干涩，视物花，唇红微干，皮肤微干，易生皱纹，眩晕耳鸣，睡眠差，小便短涩，脉细数。

●心理特征：烦恼、紧张、情绪化、焦虑、脆弱。

舌象

舌红或红绛，少苔而干。

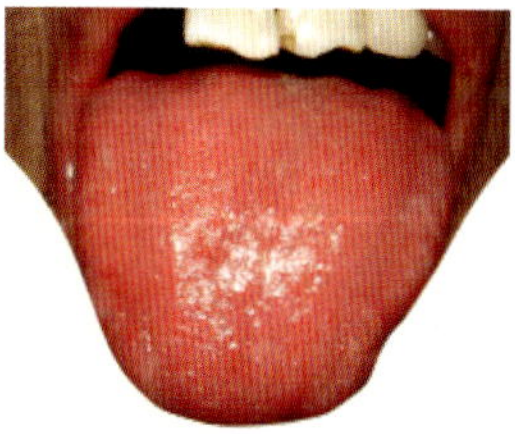

阴虚质典型舌象

●发病倾向：平素易阴亏燥热。

●对外界环境的适应能力：不耐炎热气候。

●成因：先天不足，或久病失血，或纵欲耗精，或积劳伤阴。如家族成员体形多偏瘦，孕育时父母体弱，或年长受孕，早产，或患出血性疾病等。

陈教授说

阴虚体质者体内阴精不足，养生应以保养肝肾阴精为主，日常生活应劳逸结合，作息规律，避免过度劳累。多吃滋阴润燥的食物来补充人体所缺乏的营养，如荸荠、梨、银耳、鸭肉、百合等。少吃刺激的食物，如烧烤、麻辣烫等，这些食物偏热偏燥，会损伤阴津。

阴虚体质的人可以在中医师的指导下，服用中药进行调养，例如，天冬、柏子仁等中药可以治疗心阴虚；沙参、麦冬等中药可以治疗肺阴虚；山茱萸、五味子等中药可以治疗肝阴虚；石斛、玉竹等中药可以治疗胃阴虚；生地黄、玄参等中药可以治疗肾阴虚。

阳虚体质

●**外貌特征：**多形体白胖，肌肉不壮。

●**常见表现：**平素畏冷，手足不温，喜热饮食，精神不振，睡眠偏多。或见面色㿠白，目胞晦暗，口唇色淡，毛发易落，易出汗，大便溏薄，小便清长，脉迟、缓、虚或弱。

●**心理特征：**冷静、谨慎、冷淡、退让、懈怠。

●**发病倾向：**发病多为寒证，或易从寒化，易病痰饮、肿胀、泄泻、阳痿。

●**对外界环境的适应能力：**不耐受寒冷天气，易感湿邪。

●**成因：**先天不足，或病后阳亏，或平素嗜食寒凉损伤阳气，或久病阳亏，或年老体衰。

舌象

舌淡胖嫩，舌边有齿痕，苔润。

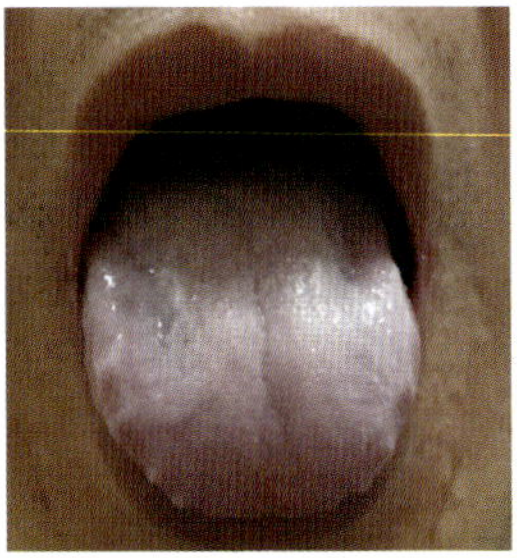

阳虚质典型舌象

陈教授说

肾为先天之本，脾胃为后天之本，二者相互滋生而充养后天，如病邪侵袭，伤及脾肾之阳，则体寒畏冷，为阳虚体质。在养生调摄过程中，应重视阳气的顾护，平时注重调摄情志，消除低沉情志。

饮食方面可多吃大蒜、葱、牛肉、韭菜等温阳食物，杜仲、巴戟天、菟丝子等温补药材也可适量添加进药膳。《黄帝内经》言：春夏养阳，秋冬养阴。春夏阳令也，春则阳生，夏则阳盛。阳虚体质人群，可遵循民间谚语“春捂秋冻”，春天不可过早减衣，夏日避免长期待在空调房，以免伤及阳气，可每日热水泡脚。同时，借助天地阳气，在秋冬时节，若天气晴朗，阳光充足，适当增加户外活动，有助激发阳气，改善阳虚。

气虚体质

舌象

舌质嫩，颜色淡红或淡白，苔多见薄、少。

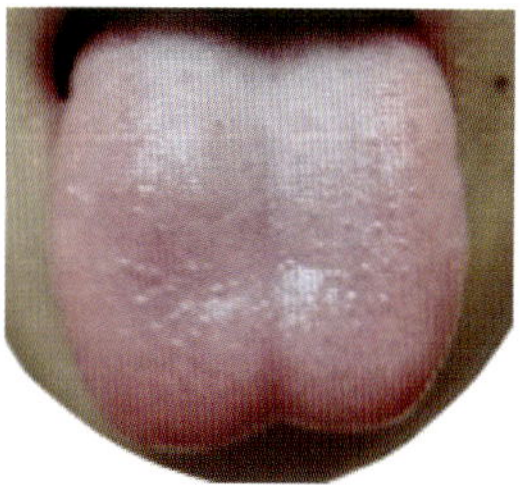

气虚质典型舌象

●**形体特征：**肌肉不健壮。

●**常见表现：**平日说话声音小，不喜言语，肢体容易疲乏，精神不振，易出汗。面色偏黄，自觉口中无味，唇色偏淡，毛发不华，头晕，健忘，脉虚或弱。

●**心理特征：**懒惰、松懈、意志力差。

●**发病倾向：**平素体质虚弱，卫表不固易感冒，或病后抗病能力弱，容易患病迁延不愈，易患脏器下垂、虚劳等。

●**对外界环境适应能力：**抵抗力弱，不适应环境变化。

●**成因：**先天禀赋，或后天失养，或病后气虚，或婴幼儿时期喂养不当，或成长过程中挑食、厌食，年老体衰等。

陈教授说

气虚体质多为先天禀赋不足，或长期起居饮食不调，年老体衰所致。肺主一身之气，脾胃为气血生化之源，肾藏元气，故养生当以调养肺、脾、肾为宜。饮食宜食用性质温和、补精益气的食物或药膳进行辅助性调养，如小米、山药、香菇等。同时也可遵医嘱服用一些具有益气作用的中药进行调治，平时也要注意避免食用辛辣、油腻食物。

气虚体质者应食用具有益气养胃功效的食物调养，如鸡肉、红枣、栗子、黄豆、花生、小米、牛肉、鳝鱼等。但不可盲目进食大补气血的药膳，或过于滋腻的食物，以免伤及脾胃。气虚体质的人群除通过饮食调理外，还应定期进行体育锻炼，如散步、练瑜伽、跳健身操、跳绳等。由于气虚者体弱乏力，故建议运动强度适中即可，不要剧烈运动，以免加重身体不适。

血虚体质

●**外貌特征：** 全身肌肤、黏膜色泽均呈苍白干枯样，以面部、口唇、眼睑爪甲为明显，甚至出现指甲萎缩。

●**常见表现：** 面色苍白或萎黄，健忘，失眠，倦怠乏力，不耐劳累。

●**心理特征：** 内向。

●**发病倾向：** 容易出现目黑，肢体麻木、震颤，心率加快，心尖搏动强烈，便秘等情况；女性则多见月经量少、色淡或闭经。

舌象

舌淡。

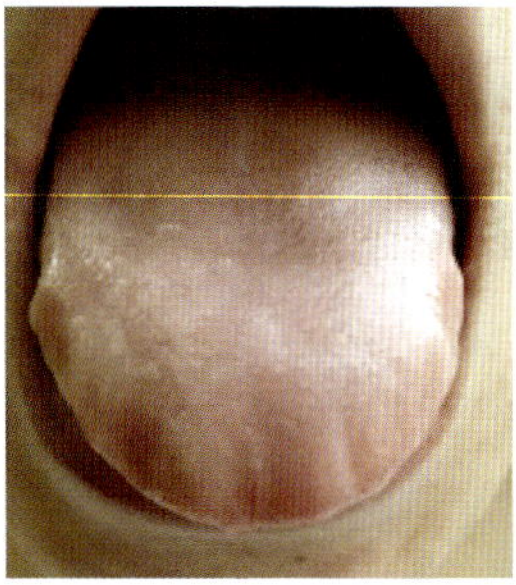

血虚质典型舌象

●**对外界环境适应能力：** 抵抗力差，尤其不耐风邪侵扰。

●**成因：** 先天禀赋，或脾胃受伤，或思虑过度耗伤阴血，或产后、外伤大出血后。

陈教授说

血虚人群或因各类出血性疾病损耗，或因气血生化不足，最终引起机体血液不足，养生以养血为原则，以调理肝、脾、肾三脏为主。同时因气能生血，在养血、补血基础上兼顾补气。

血虚体质的患者可以通过饮食进行调理，在日常生活中可以适当进食具有辅助补血作用的食物，比如猪肝、红枣等。同时还可以进食富含维生素的食物，比如苹果、西红柿等，可以辅助改善血虚体质。同时应养成良好的生活习惯，早睡早起，避免熬夜和过度劳累。患者在平时可以适当进行体育锻炼，比如打太极拳、做瑜伽、慢跑等，能够促进体内的血液循环，增强自身的免疫力，有利于改善血虚体质。

常见病症观舌诊疗

了解了舌诊的基本原理、方法，以及不同体质的舌象表现等内容之后，如何在日常生活中运用？那就不得不提中医具有独特魅力的“理—法—方—药”体系，它是应用中医理论诊法、治法在临床实践中贯穿起来的思维方法，即明确病因病机，确定预防措施或治则治法，组方遣药。本章列举了日常生活中的常见病症，以其临床常见的中医证型为例，通过舌象辅助判断，给出用药及养生建议，旨在让读者阅读之后能将中医智慧运用于生活，享受健康。需要注意的是，本章列举的为笔者临床所见较多的证型，而非疾病全部证型，若使用所述方法后疾病症状未有改善，应及时就诊，寻求医疗人员的帮助。

本章节提及的中药煎煮方法若无特殊标注，则皆为水煎，早晚两次，饭后温服。煎煮器具以砂锅、瓦罐为最好，搪瓷罐次之，养生壶亦可，忌用铜、铁、铝锅，以免发生化学反应。煎煮时间依据需要根据药效和药性来定，比如补益类的中药，先用冷水浸泡半小时，每次先开中火煮沸之后，关小火煎煮 30~60 分钟；对于治疗感冒的药物，煎煮时间宜短，一般水煮开以后再煎煮 5~10 分钟就可以了。

感　冒

风寒型

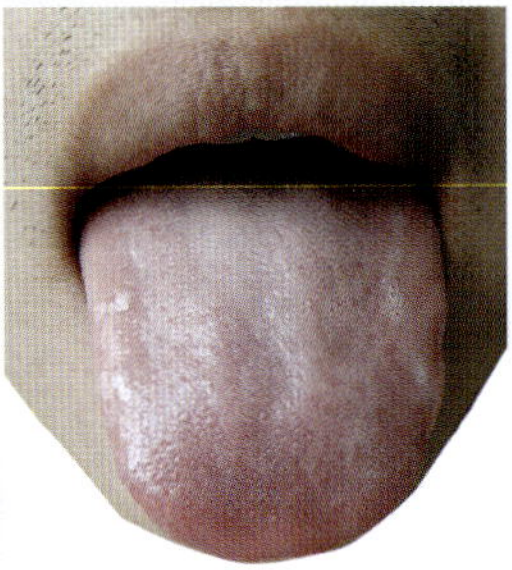

舌象特征

舌苔薄白。

●症状

恶寒重，发热轻，无汗，鼻塞，鼻流清涕，头痛，全身酸痛，脉浮或浮紧。

●分析

风寒之邪初袭人体，虽然症状明显，但正气未伤，且寒邪其色本白，故舌象特征尚未发生改变，仍呈现正常人体舌象特点。

●治疗

荆防败毒散：荆芥 15g，防风 9g，茯苓 9g，甘草 3g，枳壳 9g，桔梗 9g，柴胡 30g，薄荷 3g，前胡 9g，羌活 15g，独活 9g，葛根 15g。

中成药：荆防颗粒，开水冲服，每次 6g，每日 3 次。

食疗：生姜 10g，红糖适量，煎水服用。

穴位保健：按揉印堂、迎香、风池、风门穴，每日 3 次，每次每穴位 1 分钟。

风热型

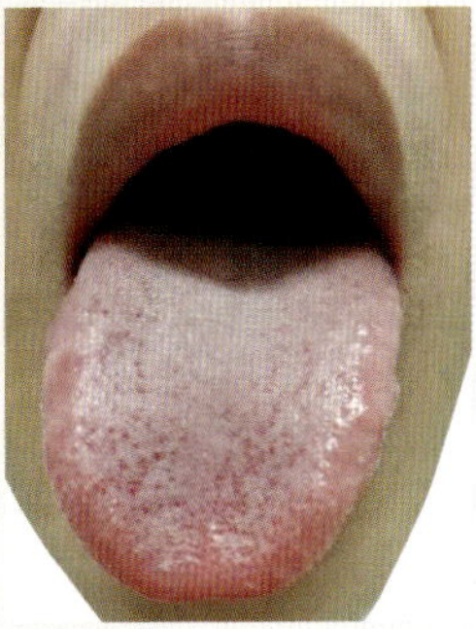

舌象特征

舌尖红，苔薄黄略干。

●症状

发热重，恶寒轻，有汗，鼻塞，鼻流浊涕，咽痛，口干，脉浮数。

●分析

热邪侵袭卫表，舌尖为卫表之所在，色红、色黄均为热邪之征，故舌尖色红而舌苔薄黄。

●治疗

银翘散：薄荷 3g，淡豆豉 6g，荆芥 15g，金银花 9g，连翘 9g，竹叶 9g，桔梗 9g，牛蒡子 9g，甘草 3g，芦根 15g。

中成药：夏桑菊颗粒口服，每次 6g，每日 3 次。

食疗：金银花 10g，泡水代茶饮。

穴位保健：按揉列缺、风池、大椎、太阳穴，每日 3 次，每次每穴 1 分钟。

陈教授说

喷嚏作为感冒的常见症状，是病毒刺激上呼吸道黏膜，导致黏膜充血、水肿、渗出的黏膜过度反应状态。感冒时多打喷嚏并非坏事，病毒主要寄居部位或繁殖部位为上呼吸道黏膜，打喷嚏是人体的一种自我保护反应，可以将鼻腔内的一些病毒喷出来，降低局部病毒载量，从而缓解鼻部症状，改善病情。

此外，人们常说感冒是人体因不小心“受寒”“着凉”所引起，结合临床体会，我们认为感冒多因风寒之邪侵袭人体所致，发病早期以恶寒、发热、鼻塞、流清涕、喷嚏、头痛、全身酸痛为主要表现。随着病程的发展，由于人体正气强弱有别，部分患者仍表现为风寒型感冒，但身体较为强壮的患者，则因病邪从阳化热，转为出现流浊涕、咽痛、口干等风热型感冒特征。因此，感冒早期多为风寒型为主，治疗多用辛温发散药物，如若转为风热型感冒，则改用辛凉解表之品。

中　暑

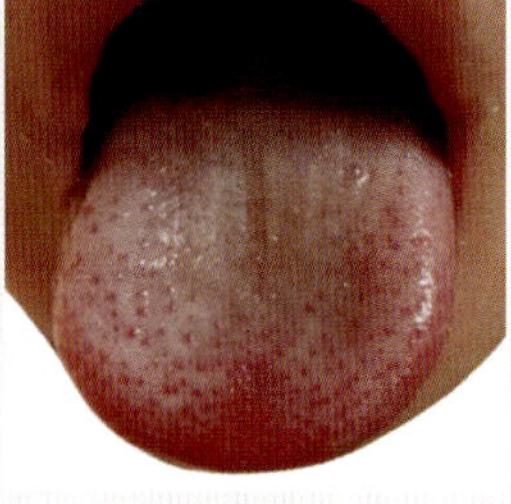

舌象特征

舌尖红，苔黄腻。

●症状

多发生于夏季，身重倦怠，胸闷欲呕，头昏重痛，小便短赤，脉濡数。

●分析

暑为阳邪，易化热夹湿，故夏季感冒易致暑、湿、热三邪并存，热邪犯卫，舌尖色红，热邪侵袭，苔色转黄，夹湿犯表，苔腻而黄，故舌尖色红而舌苔黄腻。

●治疗

藿香正气散：藿香 9g，紫苏叶 9g，白芷 9g，大腹皮 12g，茯苓 12g，白术 9g，陈皮 9g，厚朴 9g，法半夏 9g，桔梗 9g，甘草 3g，生姜 6g。

中成药：藿香正气丸（水）口服，水丸剂成人每服 6g，每日 2 次；蜜丸剂成人每次 9g，每日 2 次。

食疗：鲜西瓜外皮（西瓜翠衣）200g，洗净切碎，加水适量煎煮 15 分钟，待凉后去渣取汁，加白糖适量，代茶饮。

穴位保健：按揉大椎、曲池、合谷、足三里、内关穴，每日 3 次，每次每穴 3~5 分钟，以局部产生酸、麻、痛、胀感为度。

陈教授说

中暑是指天气炎热，机体不能够适应高温环境，导致体内水分丢失过多，核心体温快速升高，患者会出现恶心、呕吐、头晕、头痛等症状。

如何预防中暑？炎热的夏季，在烈日下行走或工作时，应戴好帽子，穿宽松透气的浅色衣服；田间劳动者，尽量缩短或避开烈日下暴晒的时间；高温作业处，应设有隔热、通风、防暑降温等措施。一旦中暑，首先要确保转移患者到较为清凉的环境休息，可以使用温水擦拭身体，降低体温，饮用常温盐水，避免电解质紊乱。轻度中暑可以通过按摩的方式改善症状，促进机体血液循环，从而改善中暑引起的不适症状。但需要特别注意的是，如果中暑比较严重，出现了昏迷的现象，应该及时将患者送往医院。

咳　嗽

风寒袭肺、内有痰饮型

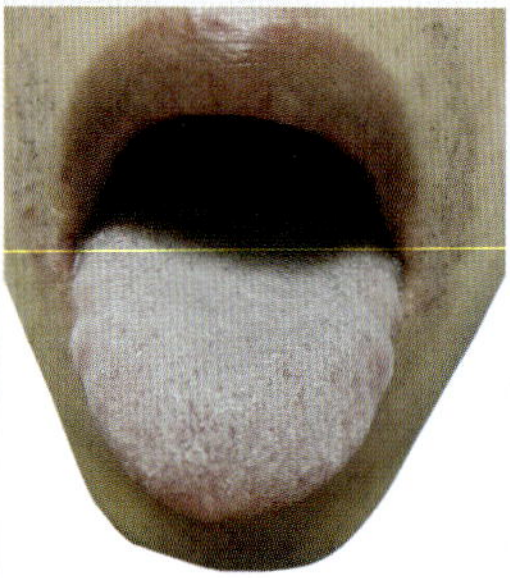

舌象特征

舌体胖大，舌质暗淡，舌苔白滑。

- **症状**

咳嗽声重，气急，咽痒作咳，咳白稀痰，常伴有鼻塞，流清涕，头痛，肢体酸痛，恶寒发热，脉浮或浮紧。

- **分析**

风寒袭表，寒饮内停，水湿积聚，舌体胖大，寒阻血络，气血凝滞，舌面晦暗，苔白且滑。

- **治疗**

小青龙汤：蜜麻黄 9g，苦杏仁 9g，白芍 9g，细辛 3g，干姜 6g，炙甘草 6g，桂枝 9g，五味子 9g。

中成药：通宣理肺丸口服，每次 6~9g，每日 2 次。

穴位保健：按揉列缺、风池、大椎、太阳穴，每日 3 次，每次每穴 1 分钟。

风热犯肺型

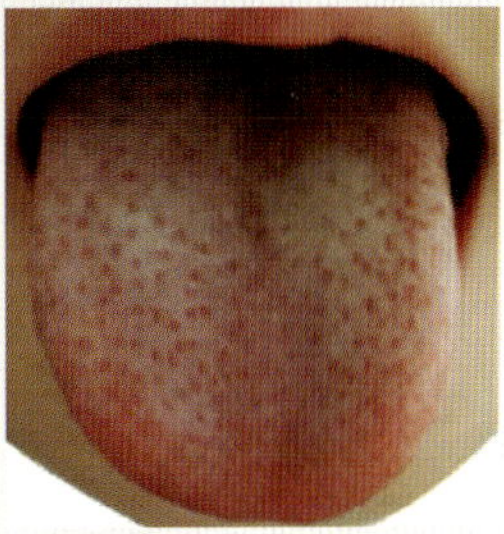

舌象特征

舌红，苔薄黄。

●症状

咳嗽频剧，气粗或咳声嘶哑，喉燥咽痛，咳痰不爽，痰黏稠或色黄，常伴有鼻流黄涕，口渴，头痛，恶风，身热，脉浮数或浮滑。

●分析

色红、色黄均为热邪之征，故舌色红而舌苔薄黄。

●治疗

泻白散：地骨皮 15g，桑白皮 15g，甘草 6g。

中成药：桑菊感冒片口服，每次 4~8 片，每日 2~3 次。

食疗：川贝母 6g，雪梨 1 个，煮水喝。

穴位保健：按揉列缺、合谷、尺泽穴，每日 3 次，每次每穴 1 分钟。

陈教授说

咳嗽作为一种保护性动作，是机体主动将体内痰液等分泌物排出体外的一个过程。同时咳嗽是气管痉挛的一种表现，中医认为，“人体气血得温则行、得寒则凝”，因此咳嗽期间要特别留意饮食，不可进食寒性水果，如香蕉、苹果、梨等，以及螃蟹、虾、鲍鱼等贝壳类的海鲜。同时，应注意气候变化，积极锻炼身体，提高机体卫外功能，增强皮毛腠理御邪抗病能力。

此外，咳嗽的时候，患者经常出现食欲减退，此乃疾病状态下的脾虚失运，人体脾胃功能下降所致，故饮食应避免油腻难消化之物，以防“鱼生火、肉生痰”，胃肠代谢废物堆积，而出现咳嗽不容易痊愈。

哮　喘

风寒型

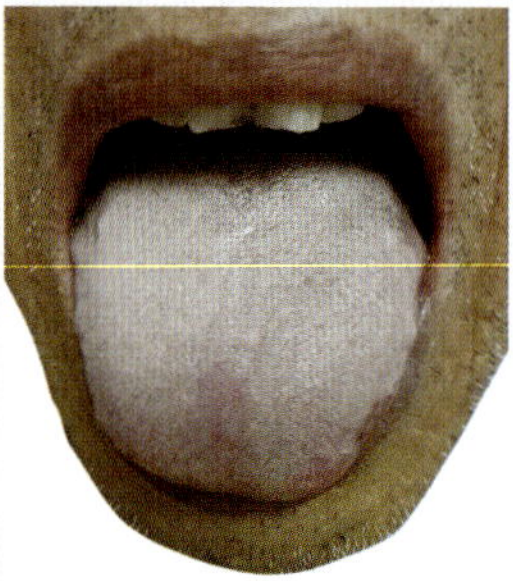

舌象特征 舌色暗，微青紫，苔白滑。

●症状

喉中哮鸣有声，呼吸急促，喘息，痰多，恶寒，无汗，鼻塞，鼻流清涕，全身酸痛，天冷或受凉易发，脉弦紧或浮紧。

●分析

风寒侵袭，寒痰阻肺，不能运化水液，寒湿聚于舌面，血得寒则凝，故舌色暗微青紫，寒湿聚舌面则苔白滑。

●治疗

三子养亲汤合射干麻黄汤：射干 9g，麻黄 9g，干姜 6g，细辛 3g，蜜紫菀 9g，蜜款冬花 9g，大枣 9g，姜半夏 9g，五味子 9g，紫苏子 9g，白芥子 9g，莱菔子 9g。

中成药：小青龙颗粒，开水冲服，每次 13g，每日 3 次。

穴位保健：按揉定喘、膻中、肺俞穴，每日 3 次，每次 3~5 分钟，以局部产生酸、麻、痛、胀感为度。

肺肾两虚型

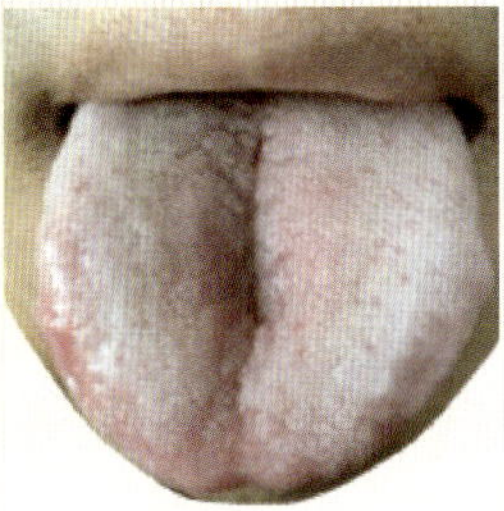

舌象特征

舌体胖大，色淡青紫，苔白。

●症状

气短息促，动则尤甚，吸气不利，心慌，脑转耳鸣，腰膝酸软，劳后多发，畏寒肢冷，面色苍白。

●分析

肺肾气虚，肺者，呼气之主，肾者，纳气之根，两者皆失其守，气虚则血瘀，舌淡而微泛青紫，肾虚水气运化不利，水湿停聚则舌胖大。

●治疗

金匮肾气丸合七味都气丸：制附子 6g（先煎），桂枝 9g，熟地黄 9g，山茱萸 9g，山药 9g，茯苓 9g，牡丹皮 9g，泽泻 9g。

中成药：固肾定喘丸口服，每次 1.5~2.0g，每日 2~3 次。

食疗：核桃仁 20g，灵芝 20g，粳米 100g，共熬煮成粥，加盐少许食用。

穴位保健：按揉定喘、膻中、肺俞、肾俞、足三里、太溪、三阴交穴，每日 3 次，每次 3~5 分钟，以局部产生酸、麻、痛、胀感为度。

陈教授说

中医学认为，哮喘乃邪实正虚之证，痰饮伏肺，每因外邪侵袭、饮食不当、情志刺激或体虚劳倦等诱因引动而触发，结果导致痰壅气道，肺气宣降功能失常。因此，治疗应以平时培护正气为主。“冬病夏治”是中医的一种独特预防和治疗手段，是指冬季容易频繁发作或仅在冬季发病的疾病，在夏季进行预防性和调养性的治疗，以减轻或避免冬季发病。这种治疗方法符合中医的“不治已病治未病，不治已乱治未乱”预防为主的思想。对于哮喘来说，冬病夏治可以取得比较满意的效果。三伏灸作为“冬病夏治”最具代表性的治疗方法，是利用三伏天天气炎热，在局部腧穴上敷以辛温、走窜、通经兼平喘的药物，以温阳利气、驱逐内伏寒邪，使肺气升降自然，温补脾肾，从而增强机体的抗病能力。

心　悸

心血不足型

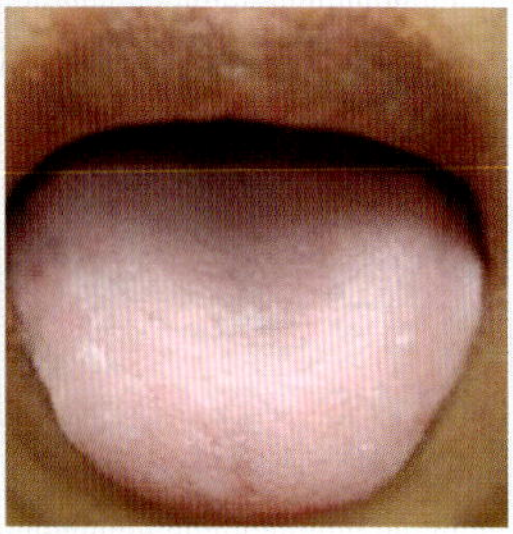

舌象特征

舌质淡白。

●症状

心悸气短，头晕目眩，失眠健忘，面色无华，倦怠乏力，纳呆食少，脉细弱。

●分析

心血不足，气血不能荣润舌面，舌体失养，其色淡白，气血不足，无偏寒热，苔色本色。

●治疗

归脾汤：白术 15g，当归 9g，茯神 9g，炙黄芪 15g，龙眼肉 9g，远志 9g，酸枣仁 9g，木香 6g，炙甘草 3g，党参 9g，生姜 6g，大枣 9g。

中成药：养心定悸膏口服，每次 15~20g，每日 2 次。

食疗：嫩鸽 1 只，猪肉 200g，莲子 60g，红枣 6 枚，加入适量黄酒、冰糖、肉桂，炖煮 1 小时，即可食用。

穴位保健：按揉内关、足三里、百会穴，每日 3 次，每次每穴 3 分钟。

阴虚火旺型

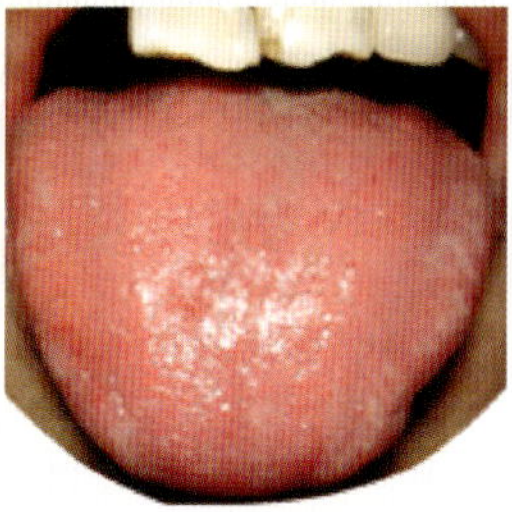

舌象特征

舌红少津，苔少或无。

●症状

心悸不安，失眠多梦，五心烦热，口干盗汗，思虑劳心则症状加重，脉细数。

●分析

心阴不足，营血亏虚，无以制阳，心阳偏亢，虚火上扰，舌面津液不布，见舌红，营阴不足，苔少或无。

●治疗

炙甘草汤：炙甘草 15g，干姜 6g，桂枝 9g，党参 9g，熟地黄 15g，阿胶 6g（烊化），麦冬 9g，火麻仁 15g，大枣 9g。

中成药：参松养心胶囊口服，每次 0.8~1.6g，每日 3 次。

食疗：五味子 3g，炙甘草 3g，泡水代茶饮。

穴位保健：按揉内关、神门、膻中穴，每日 3 次，每次每穴 1 分钟。

陈教授说

心悸可能是由生理因素、心肌炎、冠状动脉粥样硬化性心脏病（冠心病）等原因引起的，需要根据不同病因进行调理。如果长期熬夜或者精神压力过大，可能会导致心脏供血不足，出现心悸、胸闷、气短等症状，因此保持良好的生活习惯，早睡早起，避免过度劳累是非常重要的。冠心病是指因冠状动脉粥样硬化造成心脏供血动脉狭窄、供血不足而引起的心肌功能障碍和器质性改变的疾病。会出现胸闷、心悸、胸痛等症状，必须及时就医治疗。

胸闷、心痛

心血瘀阻型

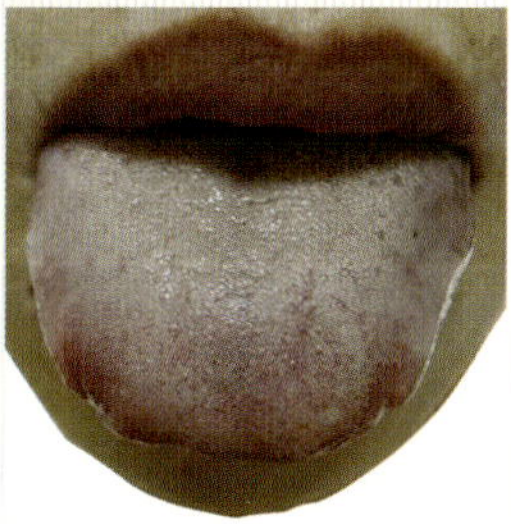

舌象特征

舌质紫暗，有瘀斑，苔薄。

●症状

心胸疼痛，如刺如绞，痛有定处，入夜为甚，甚则心痛彻背，背痛彻心，或痛引肩背，伴有胸闷，日久不愈，可因暴怒，劳累而加重，脉弦涩。[1]

●分析

心脉不畅，肺失治节，则血行瘀滞，故见舌质紫暗，有瘀斑，苔薄。

●治疗

血府逐瘀汤：当归 9g，生地黄 15g，桃仁 9g，红花 6g，枳壳 9g，赤芍 9g，柴胡 9g，甘草 6g，桔梗 6g，川芎 9g，川牛膝 9g。

中成药：复方丹参滴丸口服或舌下含服，每次 10 丸，每日 3 次。

食疗：葛根 15g，丹参 15g，山楂 15g，加适量蜂蜜，煎水服用。[2]

穴位保健：按揉膻中、膈俞穴，每日 3 次，每次每穴 1 分钟。

---

[1] 西医学中冠状动脉粥样硬化性心脏病之心绞痛、心肌梗死与本病密切相关，严重者可危及生命，故出现相关症状请立即就医。

[2] 胸痹心痛病情较重者，食疗只能作为辅助治疗方法，应及时就诊。

痰浊闭阻型

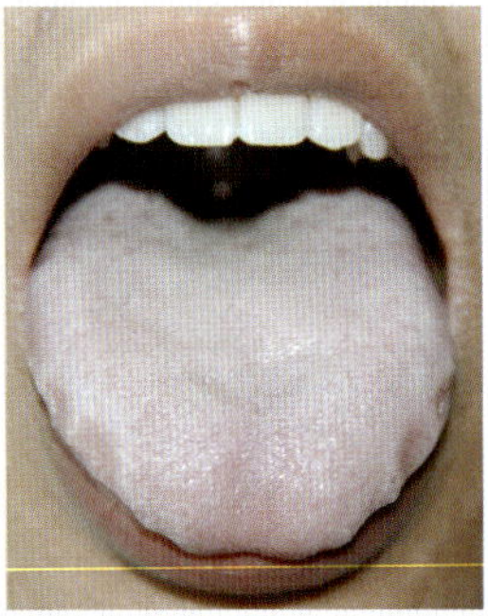

舌象特征

舌体胖大且边有齿痕，苔浊腻或白滑。

●症状

胸闷重而心痛微，痰多气短，肢体沉重，形体肥胖，遇阴雨天易发作或加重，伴有倦怠乏力，纳呆便溏，咳吐痰涎，脉滑。

●分析

脾失健运，聚生痰浊，气血乏源，故舌体胖大且边有齿痕，苔浊腻或白滑。

●治疗

瓜蒌薤白半夏汤加减：瓜蒌 15g，薤白 9g，法半夏 9g，桂枝 9g，郁金 9g，川芎 9g，檀香 6g，砂仁 6g，丹参 9g。

中成药：丹蒌片口服，每次 1.5g，每日 3 次，饭后服用。

食疗：全瓜蒌 20g，莱菔子 15g，水煎取汁，加 50g 粳米共煮成粥服用。[1]

穴位保健：按揉足三里、丰隆穴，每日 3 次，每次每穴 1 分钟。

[1] 胸痹心痛病情较重者，食疗只能作为辅助治疗方法，应及时就诊。

陈教授说

生活中很多人都有过胸痛或者胸闷的经历，大多数情况下属于功能性胸闷，主要是由常见的生理性因素造成的，比如情绪不良、饮食不当、过度劳累等，通过改变不良的生活作息，保证充足睡眠，避免熬夜并放松心情，避免精神压力过大等方式进行调整。

不过也有可能存在病理性胸闷，如呼吸道受阻、肺部病变、心脏疾病等，需要到医院详细检查来进一步判断病因所在，通过治疗原发性疾病来彻底改善胸闷胸痛的现象，并加强护理及监护，常备硝酸甘油等急救药物。如果出现不可缓解的胸痛症状，伴有呼吸困难、濒死感，应该立刻就医。

失眠（不寐）

痰热扰心型

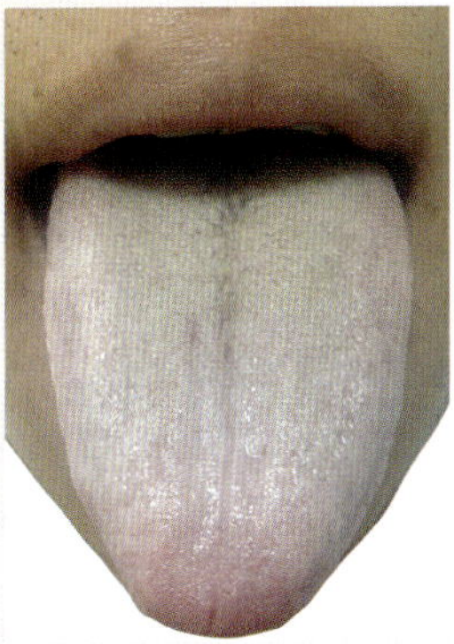

舌象特征 舌胖大，舌色红，苔黄腻。

● 症状

心烦失眠，入睡困难，睡时多梦，胸闷脘痞，泛恶嗳气，伴头重、目眩等症状，脉滑数。

● 分析

脾胃气机失调，水湿运化不利，故见胖大舌；水湿蕴而化热，炼湿成痰，故见舌红及黄腻苔。

● 治疗

温胆汤：竹茹 12g，枳实 9g，法半夏 9g，陈皮 9g，茯苓 9g，甘草 3g，生姜 6g，大枣 9g。

中成药：礞石滚痰丸口服，每次 6~12g，每日 1 次。

食疗：半夏 10g，百合 20g，大米 200g，白糖 5g，大枣 5 枚。先煎半夏取汁 1 碗，再在煎液中加入大米和百合、红枣同煮成粥，粥煮好后加入白糖调味。

穴位保健：按揉神门、内关、足三里、丰隆穴，每日 3 次，每次每穴 1 分钟。

虚热内扰型

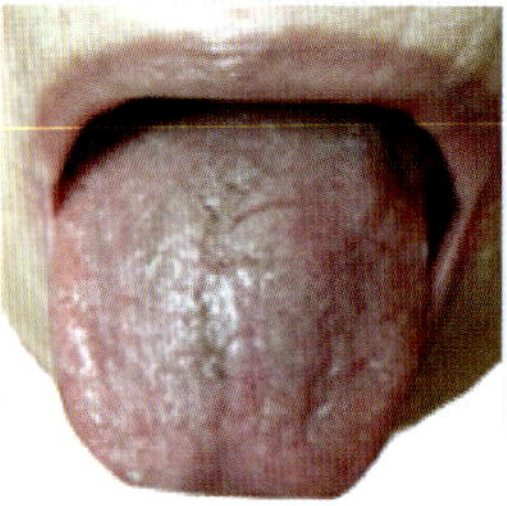

舌象特征

舌红而干，少苔。

● 症状

虚烦失眠，心悸不安，神疲健忘，头目眩晕，咽干口燥，手足心热，大便干结，脉细而数。

● 分析

体内津液、阴血不足，阴虚不能制约阳气，故生虚热，而见舌红；虚热又加重津液的不足，而见舌干，苔少。

● 治疗

酸枣仁汤：酸枣仁 15g，知母 9g，川芎 9g，茯苓 12g，甘草 3g。

中成药：天王补心丹，口服，每次 9g，早、晚各服 1 次。

食疗：酸枣仁末 15g，粳米 100g，煮粥服用。

穴位保健：按揉百会、神门、内关、三阴交穴，每日 3 次，每次每穴 1 分钟。

陈教授说

失眠属心神病变，应积极进行心理情志调整，避免不良情绪刺激，克服过度的紧张、兴奋、焦虑、抑郁、惊恐、愤怒等不良情绪，做到喜怒有节，保持精神舒畅，尽量以放松的、顺其自然的心态对待睡眠。

建立规律作息制度，如睡好子午觉，夜晚 11 点（子时）和中午 1 点（丑时），睡前避免从事紧张和兴奋的活动，减少玩手机的时间。注意进行适当的体力活动或体育锻炼，以增强体质，促进身心健康。

服用中药的时间尽量安排在晚上睡觉前 2~3 小时，药物在服用后 2~3 小时将达血药浓度峰值，有助于患者安眠，同时也能避免因睡前服用汤药后引起起夜，影响睡眠。

头　痛

痰浊型

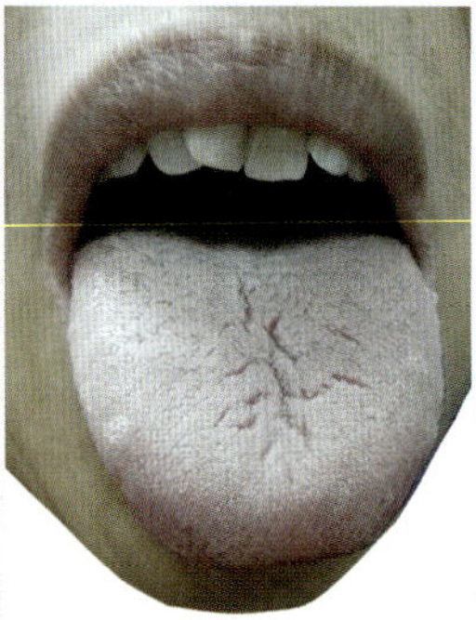

舌象特征

舌淡，苔白腻。

●症状

头痛昏蒙沉重，胸脘痞闷，纳呆呕恶，脉滑或弦滑。

●分析

舌色较淡，为气血亏损，虚证的表现，白苔多主表证，而腻苔因阳气被遏阻，多见于湿浊或痰饮证。故舌淡，苔白腻。

●治疗

半夏白术天麻汤：法半夏 9g，天麻 9g，茯苓 9g，橘红 9g，白术 9g，甘草 6g，生姜 1 片，大枣 2 枚。

中成药：半夏天麻丸口服，每次 6g（1 袋），每日 2~3 次。

穴位保健：按揉印堂、风池、脾俞、三焦俞、丰隆穴，每日 3 次，每次每穴 1 分钟。

风寒型

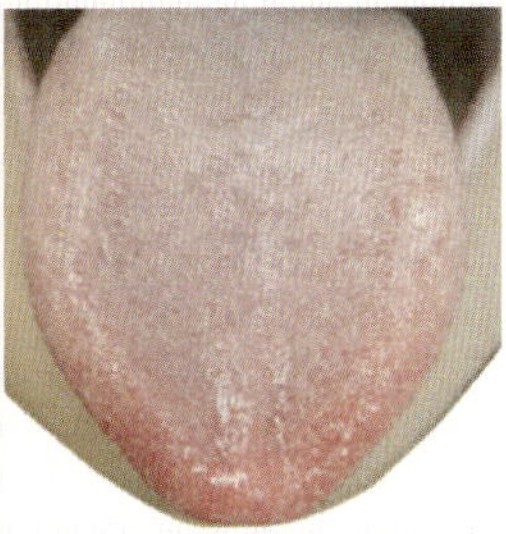

舌象特征
舌淡红，苔薄白。

●症状

头痛时作，连及项背，呈掣痛样，时有拘急收紧感，常伴恶风畏寒，遇风尤剧，头痛喜裹，口不渴，脉浮或浮紧。

●分析

外邪初袭人体，虽然症状明显，但舌象特征尚未发生改变，故仍呈现正常人体舌象特点。

●治疗

川芎茶调散：川芎9g，白芷9g，羌活15g，细辛3g，防风9g，薄荷6g，荆芥15g，甘草6g。

中成药：天麻头痛片口服，每次1.2~1.5g，每日3次。

食疗：白鲫鱼1条，双面煸黄，然后加入适量开水、天麻30g，煎煮约15分钟，加入适量盐即可食用。

穴位保健：按揉风池、风府、风门、肺俞穴，每日3次，每次每穴1分钟。

陈教授说

我们身边很多的人都有头痛，头痛看似不是大毛病，但痛起来却“要人命”。头痛和我们的生活习惯息息相关，平日应注意保暖顾护阳气，避免汗出或洗头后直吹风扇、空调，冬天外出可适当佩戴帽子。结合产生头痛的不同原因，在生活起居中应注意调护，避免这些因素对身体的侵袭，慎起居，调理饮食、情志等在一定程度可以预防头痛发作。

生活中，我们应该特别注意高血压引起的头疼、头晕等不适。除了药物治疗以外，该类患者不要吃高盐、高脂肪食物，以及公鸡、公鸭、鹅、鹿茸、高丽参、土龙等走窜食物等。如果发生头晕、头疼、肢体无力等症状，则应考虑脑血管疾病，病情严重者，应及时就诊，以免延误病情给身体带来严重损伤。

眩　晕

痰湿中阻型

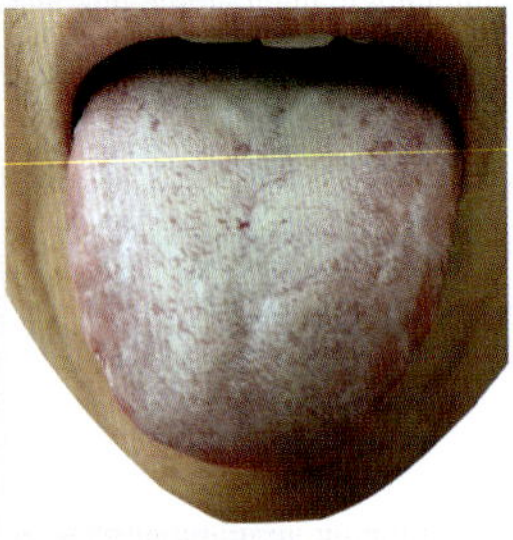

舌象特征

舌白，苔腻。

●症状

眩晕，头重如裹，或伴视物旋转，胸闷恶心，呕吐痰涎，食少多寐，脉濡滑。

●分析

脾失健运，痰浊内生，痰浊中阻，上蒙清窍所致，有湿、有痰则见舌白而苔腻。

●治疗

半夏白术天麻汤：半夏9g，天麻9g，茯苓9g，橘红9g，白术9g，甘草6g，生姜1片，大枣2枚。

中成药：消眩止晕片口服，每次5片，每日3次。

食疗：枳实10g，白术10g，分煎3次，去药渣，以汁同粳米150g煮饭，待饭将熟时，将洗净荷叶1张盖于饭上，继续煮至饭熟，每日早餐或晚餐食用（《脾胃论》枳术饭）。

穴位保健：按揉百会、风池、太冲、内关、头维、中脘、丰隆穴，每日3次，每次每穴1分钟。

脾虚湿蕴型

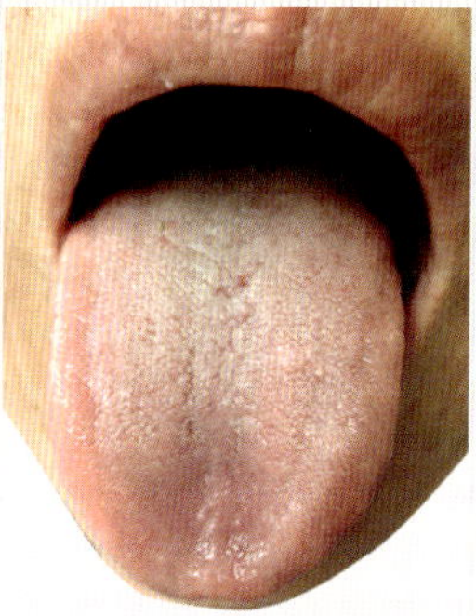

舌象特征

舌淡，苔薄白。

●症状

眩晕动则加剧，胸闷恶心，视物旋转，神疲自汗，倦怠懒言，唇甲不华，发色不泽，心悸少寐，纳少腹胀，脉细弱。

● 分析

脾虚运化失司，气血生化不足，故舌质红色较少而白色偏多，故舌色为淡；疾病初起，邪气不盛，故为薄白苔。

● 治疗

泽泻汤：泽泻 15g，白术 6g。

中成药：用温开水或生姜汤送服归脾丸，每次 6~9g，每日 3 次。

食疗：将母鸡去毛及内脏，腹腔内置当归 15g、党参 15g，以及葱、姜、黄酒、食盐各适量，将母鸡放入砂锅，加水以小火煨炖，烂熟即可，每日 1 次（归参炖母鸡《乾坤生意》）。

穴位保健：按揉百会、风池、太冲、内关、足三里穴，每日 1 次，每次每穴 1 分钟。

陈教授说

眩晕是生活中常见的病症，患者感觉到自身或周围物体的旋转或摇动，从而所产生的一种运动性或位置性错觉。在日常生活中患者要做好自我保护，饮食上面要以清淡、低脂、低盐、低胆固醇为主，适当多吃维生素和纤维素含量丰富的蔬菜和水果。多吃蛋类、瘦肉、青菜及水果，忌食肥甘辛辣之物，如肥肉、油炸食品、酒类、辣椒等。同时也需要做好自我防护，发病期间少做或不做弯腰及转体动作，发作间歇期不宜单独外出，以防突然摔倒等事故出现。病情许可时，可适当进行室外活动，如散步、打太极等，提高心肺功能，改善血液循环，增加食欲，有利于全身功能的恢复。同时应尽量避免长时间低头玩手机等各种电子产品。对于眩晕较重并伴心烦易怒、焦虑的患者，要及时给予安慰和关心，缓解不良情绪。

胃痛、胃痞[1]

寒热错杂型

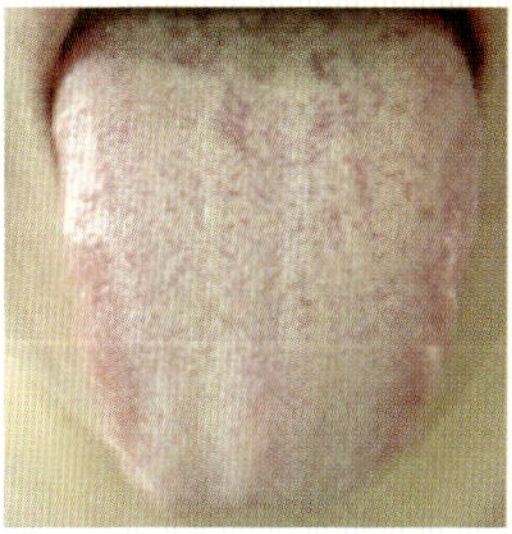

舌象特征

舌淡白或淡红，舌苔浮黄而腻。

●症状

胃脘嘈杂不适或灼热，但按之无抵抗感。或见反酸口苦，肠鸣便溏等胃肠道症状。

●分析

寒邪内侵脏腑损伤阳气，阳气不能温煦形体，故舌淡白或淡红；寒热错杂，热为浮热，故舌苔浮黄，基底为白色；寒热错杂，阻碍脾胃气机运转，浊气上逆，表现为腻苔。

●治疗

半夏泻心汤：姜半夏 9g，黄芩 9g，干姜 6g，党参 9g，黄连 6g，炙甘草 6g，大枣 6g。

中成药：荆花胃康胶丸，饭前服，每次 160mg（2 粒），每日 3 次。

穴位保健：按揉双侧足三里、双侧内关、双侧公孙穴，每天 1 次，每次每穴 1 分钟。

[1] 胃痞一词出自《黄帝内经》，指胃脘部胀满痞闷不舒，压之不痛，按之柔软，外无胀急之形。

脾胃虚寒型

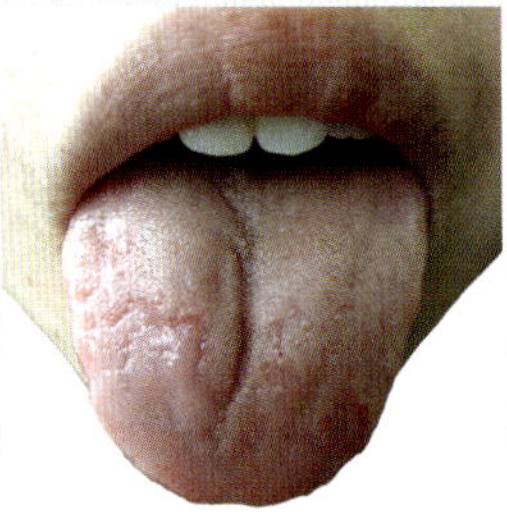

舌象特征

舌淡，苔薄白。

●症状

胃痛隐隐，喜温，喜按，进食后疼痛缓解，劳累或受凉后疼痛发作或加重，手足不温，大便溏薄，脉虚弱或迟缓。

●分析

脾胃虚寒，气血不足，不能上荣于舌，故舌淡无华；虚证为主，邪气不盛，故舌苔薄白。

●治疗

香砂六君子汤：党参 15g，木香 6g，砂仁 6g，陈皮 12g，半夏 9g，炒白术 12g，茯苓 12g，甘草 6g。

中成药：香砂养胃丸口服，每次 9g，每日 2 次。

食疗：猪肚 1 个，清洗干净后，过一遍水，切成条状，放入锅中翻炒。翻炒后与白胡椒粒 1 汤匙，共同放入锅中炖，1 小时后加入盐、味精各适量，即可食用。

穴位保健：按揉足三里、内关、公孙穴，每日 3 次，每次每穴 1 分钟。

陈教授说

常言“胃病三分治七分养”。预防胃病发作，首先，应从饮食着手，饮食宜清淡，忌肥甘厚腻、辛辣、生冷的食物，避免增加胃肠道负担，导致胃病加重。其次，三餐规律，切忌暴饮暴食，进食要细嚼慢咽，以促进食物的充分消化吸收和利用。第三，注意调畅情志，减少暴怒忧思，尽量保持心平气和。

呕　吐

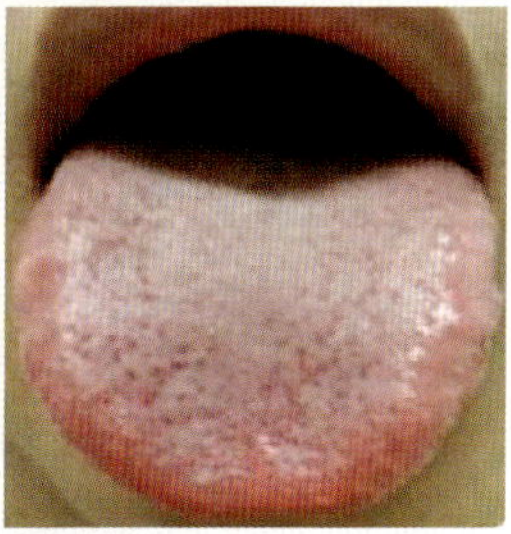

舌象特征

舌滑，苔白而腻。

●症状

呕吐物多为清水痰涎，胸脘痞闷，纳食不佳，头眩，心悸，或逐渐消瘦，或呕而肠鸣，脉沉弦滑。

●分析

痰浊中阻，胃失和降，气机不畅，舌面失于濡养，故苔白，痰浊碍脾胃运化，阳虚水湿内停，致苔白厚腻。水饮内停，故舌滑。

●治疗

小半夏汤合苓桂术甘汤：半夏 9g，生姜 6g，茯苓 12g，白术 15g，桂枝 6g，甘草 6g。

中成药：三九胃泰颗粒，用开水冲服，每次 1 袋，每日 2 次。

食疗：法半夏 6g，茯苓 12g，生姜 12g，红糖少许。将法半夏、茯苓和生姜用沸水冲泡，然后加少许红糖调味服用即可。

穴位保健：按揉中脘、胃俞、足三里、内关、丰隆穴，每日 1 次，每次每穴 1 分钟。

陈教授说

最常见呕吐证型为痰湿内阻型，故本节讨论以痰湿内阻型为主。呕吐作为临床常见症状，其发生的原因多样，如因进食冷饮导致胃黏膜受到刺激或是胃部痉挛，可通过喝红糖姜水或者热敷等方法改善。如果因饮食不慎，导致急性胃肠炎，伴有胃胀、反酸、胃痛等，则应针对急性胃肠炎给予治疗。如果呕吐频繁、剧烈时，还需及时到医院就诊，明确病因，以免延误病情。除此以外，对于适龄女性出现呕吐，还需要排除孕吐可能。

腹　痛

肝郁气滞型

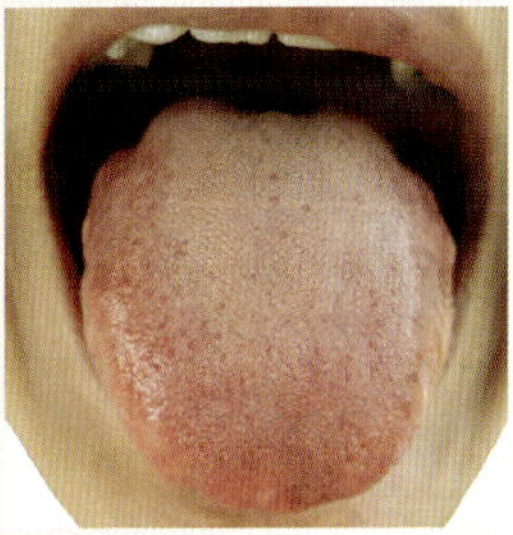

舌象特征

舌质红，苔薄黄，或有肝郁线。

●症状

腹痛胀闷，痛处不固定，痛引少腹，或兼痛窜两胁，时作时止，嗳气或矢气则舒，情绪不佳时症状加重，时时叹息，脉弦。

●分析

肝郁化火，邪热熏灼于舌，故苔呈黄色。肝气郁滞日久，则表现为肝郁线。

●治疗

木香顺气丸：木香 6g，青皮 9g，橘皮 9g，甘草 3g，枳壳 9g，厚朴 9g，香附 9g，苍术 9g，砂仁 6g。

中成药：逍遥丸口服，每次 6~9g，每日 1~2 次。

食疗：取麦芽 10g，佛手 10g，青皮 10g，共同放入砂锅内，加适量水，煎汤，去渣取汁，代茶饮。

穴位保健：按揉天枢、太冲、足三里、梁丘穴，每次每穴 1 分钟。

中虚脏寒型

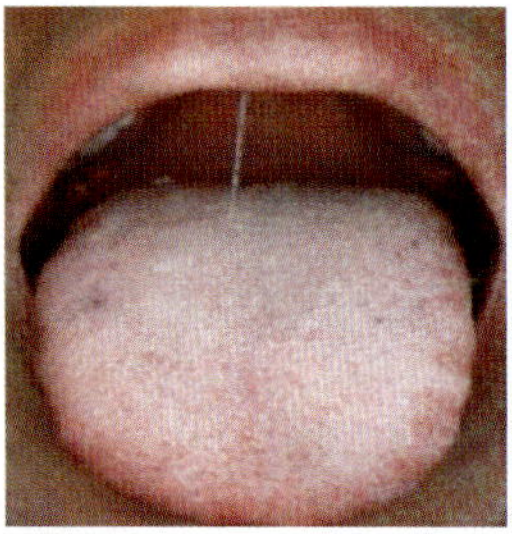

舌象特征

舌质淡，苔白。

●症状

腹痛绵绵，时作时止，得温可缓解，按压可减轻症状，畏寒怯冷，神疲乏力，气短懒言，大便溏薄，脉弱或沉缓。

●分析

舌淡不胖而有齿痕者多属脾虚或气虚，舌胖大而多齿痕者多属脾虚或湿困，脾胃虚寒，气血不足，所以舌淡无华；胃气不足不能上荣于舌，故舌苔薄白。

●治疗

小建中汤：桂枝 12g，炙甘草 6g，芍药 15g，生姜 9g，大枣 9g，饴糖 30g。

中成药：附子理中丸口服，每次 1 丸，每日 2~3 次。

食疗：取当归 20g，生姜 30g，洗净切片，羊肉 300g，置沸水锅去血水，然后将羊肉条块及生姜、当归等一起放入砂锅内，加水用武火烧沸，清去浮沫，改用文火炖至羊肉烂熟即可，喝汤吃肉。

穴位保健：艾条灸神阙、关元、中脘穴，每穴 3~5 分钟，每日 1 次。

陈教授说

腹痛虽是常见病症，但是腹痛的病情复杂，可轻可重。常见的生理性腹痛有痛经、腹部着凉等，可以使用热水袋热敷于腹部，双手搓热后顺时针按摩腹部，加快血液循环、胃肠蠕动以缓解疼痛。而病理性腹痛多由胃肠疾病引起的消化不良而导致的，必须到正规医院的消化内科进行胃镜以及相关检查，确认病因并进行病理分析后再选择药物治疗，或者选择理疗来缓解疼痛。当然，如果出现持续性的腹痛，疼痛剧烈、拒按汗出、呕吐腹泻或大便不通等症状，须立即就近就医治疗，以免贻误病情。

腹　泻

肾阳虚衰型

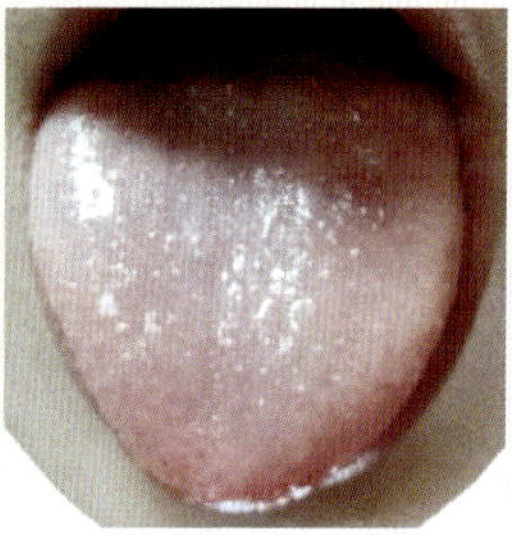

舌象特征

舌淡，苔白。

●症状

黎明前腹部作痛，肠鸣即泻，泻后痛减，完谷不化，腹部喜暖喜按，形寒肢冷，腰膝酸软，脉沉细。

●分析

肾阳不足则气血运行无力，影响脾胃的正常生理功能，使水谷精微不能上承于舌，故舌淡苔白，失于濡养。

●治疗

附子理中丸合四神丸：炮附子6g（先煎），党参9g，炒白术12g，炮姜6g，炙甘草6g，补骨脂12g，肉豆蔻9g，制吴茱萸3g，五味子9g。

中成药：附子理中丸口服，每次1丸，每日2~3次。

食疗：高丽参3片，小米若干，煮汤，晨起饮用，每周1~2次。

穴位保健：艾条灸神阙、天枢、关元穴，每穴3~5分钟，每日1次。

肝气乘脾型

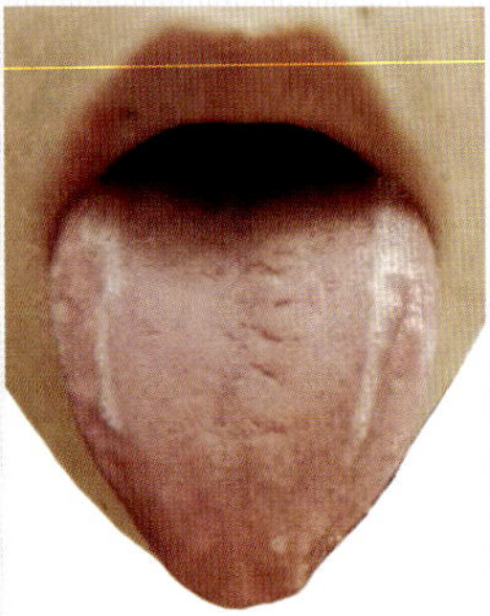

舌象特征

舌淡红，肝郁线。

●症状

平素心情抑郁易怒，每因情绪波动而泄泻，伴有胸胁胀闷，嗳气食少，腹痛攻窜，肠鸣矢气，脉弦。

●分析

肝气乘脾，故表现为肝郁线；肝郁化火，邪热熏灼于舌，故苔呈黄色。

●治疗

痛泻要方：炒白术15g，炒白芍9g，防风9g，陈皮6g。

中成药：逍遥丸口服，每次6~9g，每日1~2次。

食疗：桂圆5g，玫瑰花2朵，泡水代茶饮。

穴位保健：按揉太冲穴，轻拍双侧胁肋部。每日3次，每次1分钟。

湿热中阻型

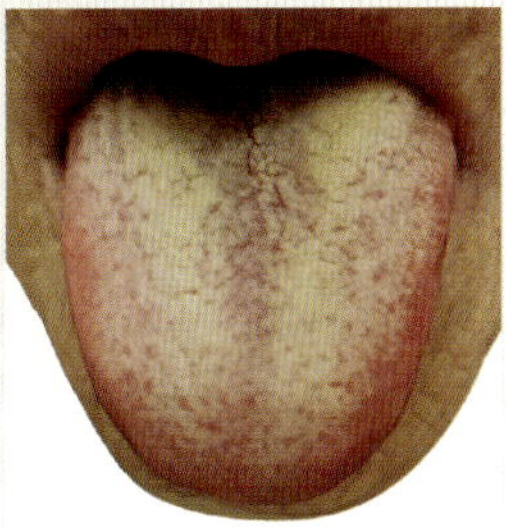

舌象特征 舌质红，苔黄厚腻。

●症状

腹痛泄泻，便感急迫，有排便不尽感，肛门有灼热感，烦热口渴，大便色黄褐臭秽，小便短黄，脉滑数或濡数。

●分析

湿热蕴结脾胃，气机阻滞，升降失常，湿热熏蒸，上泛舌面而致舌苔厚腻。

●治疗

葛根芩连汤：葛根15g，炙甘草9g，黄芩9g，黄连6g。

中成药：葛根芩连片口服，每次3~4g，每日3次。

穴位保健：按揉足三里、内关、下巨虚穴，每日3次，每次每穴1分钟。

陈教授说

调理腹泻可以从饮食调养、调理肠道菌群、提高免疫力、日常保暖等方面进行。

饮食调养：患者要避免油腻厚味、辛辣刺激、粗纤维及海鲜类食物，食用清淡易消化的食物，减轻胃肠道负担，促进食物的消化吸收，改善腹泻。

调理肠道菌群：可以食用益生菌、酸奶等，建立正常的肠道菌群，改善腹泻。

日常保暖：肠胃受到寒冷刺激易引起腹泻，腹泻患者日常应注意添衣保暖，并避免进食寒凉的食物，以免因受凉引起或加重腹泻。

腹泻是一种症状，引起该症状的原因很多，如果由其他疾病引起，在调理腹泻症状的同时，还需积极治疗原发病，才能有效控制腹泻。

便 秘

热秘型

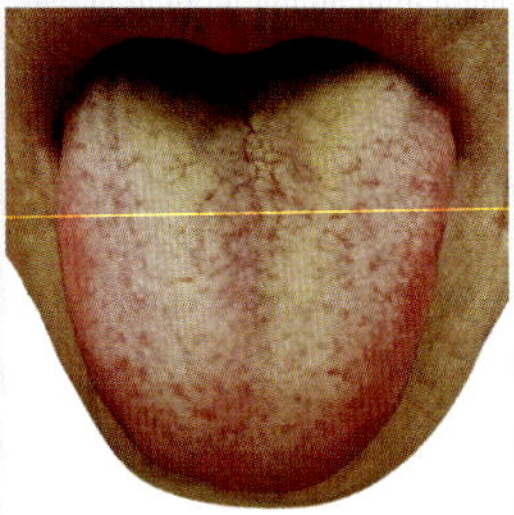

舌象特征

舌质红，苔黄燥。

●症状

大便干结，状如羊粪，面红心烦，口干口臭，或有身热，小便短赤，脉滑数。

●分析

大便干结，腹部有痛感，面红心烦，口干口臭，或有身热，小便短赤，脉滑数。

●治疗

麻子仁丸：火麻仁 15g，白芍 9g，枳实 9g，大黄 6g（后下），厚朴 9g，苦杏仁 9g。

中成药：黄连上清片口服，每次 6 片，每日 2 次。

食疗：白萝卜 300g，蜂蜜 30mL。白萝卜切碎榨汁，加入蜂蜜，空腹一次服下。

穴位保健：按揉天枢、大肠俞、上巨虚、足三里、曲池、内庭、合谷穴，每次每穴 1 分钟。

血虚秘型

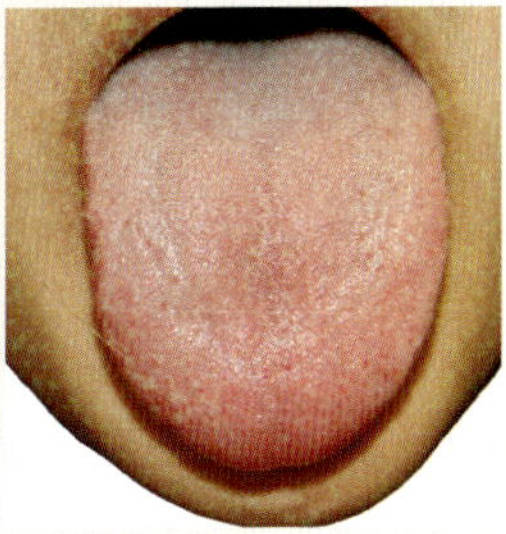

舌象特征

舌淡，苔少。

●症状

大便干结，面色淡白或萎黄，唇舌爪甲色淡，头晕眼花，皮肤干燥，头晕目眩，心悸气短，口唇色淡，脉细。

●分析

气血亏虚不能上承于舌，气血不足则脾胃运化无力，胃气无根，则舌淡，苔少。

●治疗

润肠丸：当归 12g，生地黄 12g，火麻仁 15g，桃仁 9g，枳实 9g。

中成药：五仁丸口服，每次 9g，每日 2 次。

食疗：松萝茶 9g，白糖 15g。上 2 味，以水 2 碗煎至 1 碗，取汁即可。每日 1 剂，顿服。

穴位保健：按揉天枢、大肠俞、上巨虚、照海、足三里、三阴交穴，每穴每次 1 分钟。

阴虚秘型

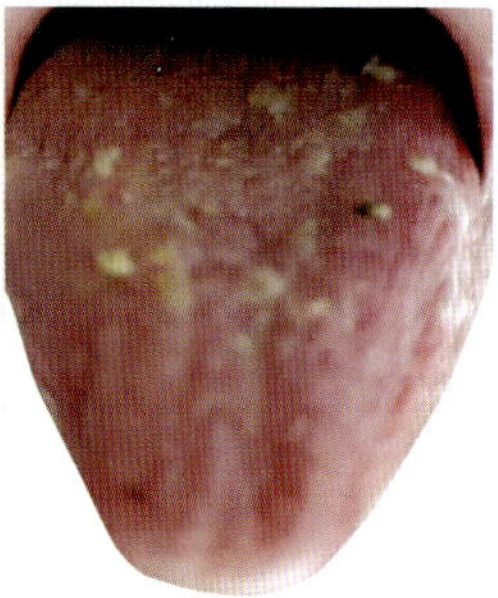

舌象特征

舌红，少苔。

●症状

大便干结，形体消瘦，头晕耳鸣，失眠多梦，健忘，脉细数。

●分析

胃阴不足，虚热内生，胃失濡润，气失和降，阴虚火旺，则舌红；胃中津液不能上承于舌，故少津。

●治疗

增液汤：玄参15g，生地黄15g，麦冬15g。

中成药：润肠丸，空腹口服，每次6~9g，每日1~2次。

食疗：核桃仁10g，黑芝麻10g，桑椹60g，白糖少许。将前3味食材共研成泥状，调入白糖，每日临睡前用温水送服。

穴位保健：按揉天枢、大肠俞、上巨虚、照海、足三里、三阴交穴，每穴每次1分钟。

陈教授说

便秘是常见的病症，防治便秘首先应该注意饮食调理，合理膳食，以清淡为主，避免过食辛辣厚味或饮酒无度，勿过食寒凉生冷，多吃粗粮果蔬，多饮水。避免久坐少动，宜多活动，以疏通气血。养成定时排便习惯。避免过度精神刺激，保持心情舒畅。

其次，便秘不可滥用泻药，泻药使用不当，反而会加重便秘。热病之后，由于进食甚少而不大便者，不必急于通便，只需扶养胃气，待饮食渐增，大便自然正常。对于年老体弱及便秘日久的患者，为防止过度用力，而诱发痔疮、便血，甚至真心痛等，治疗时可配合灌肠等外治法。饮食方面，可采用食饵疗法，如以黑芝麻、胡桃肉、松子仁各等量，研细，稍加白蜜冲服，对阴血不足之便秘，颇有功效。

胁 痛

肝郁气滞型

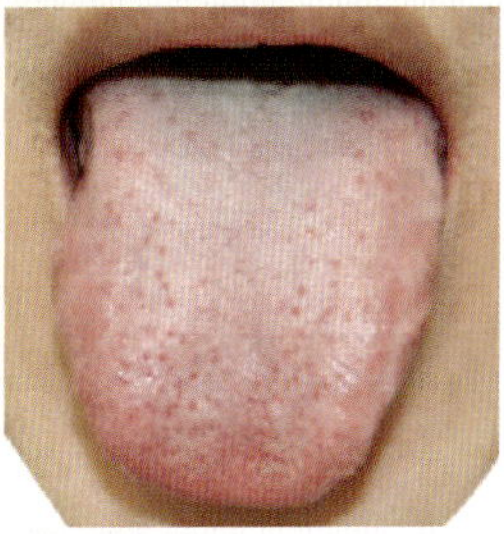

舌象特征

舌白，苔薄。

●症状

胁肋胀痛，走窜不定，甚则引及胸背肩臂，疼痛每因情志变化而增减，胸闷腹胀，嗳气频作，得嗳气而胀痛稍舒，纳少口苦，舌苔薄白，脉弦。

●分析

病势轻浅，正气未伤，故舌白，苔薄。

●治疗

柴胡疏肝散：陈皮 9g，柴胡 9g，川芎 9g，枳壳 9g，白芍 9g，生甘草 3g，香附 9g。

中成药：逍遥丸口服，每次 6~9g，每日 1~2 次。

食疗：玫瑰花 10g，陈皮少许，冰糖适量，用开水泡服。

穴位保健：按揉期门、太冲、支沟、内关、行间穴，每次每穴 1 分钟。

肝络失养型

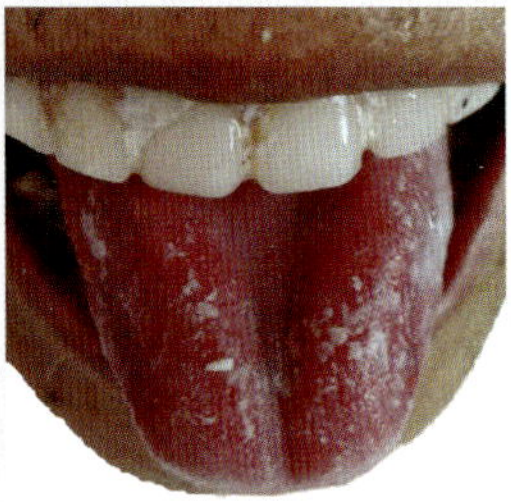

舌象特征

舌红，苔少。

●症状

胁肋隐痛，悠悠不休，遇劳加重，口干咽燥，心中烦热，头晕目眩，脉细弦而数。

●分析

阴液亏乏，虚火上炎，舌失津液滋润，故舌红而少苔。

●治疗

一贯煎：北沙参 9g，麦冬 9g，当归 9g，生地黄 18g，枸杞子 9g，川楝子 6g。

中成药： 大补阴丸口服，水蜜丸每次 6g，每日 2~3 次。

食疗： 北沙参 30g，玉竹 30g，老鸭半只，加水煲至烂熟，加盐调味服食。

穴位保健： 按揉期门、太冲、支沟、阳陵泉、肝俞、三阴交穴，每次每穴 1 分钟。

陈教授说

休息是帮助身体恢复的关键。在胁痛发作期间，应尽量避免剧烈运动和重体力劳动，给身体足够的休息时间。热敷和按摩可以促进血液循环、放松肌肉，对缓解胁痛有效。同时，良好的身体姿势有助于减轻胁痛，特别是在坐立或行走时，要保持背部挺直，避免低头或驼背。最后，养成良好的饮食和生活习惯也有助于胁痛的调理和保养。尽量避免摄入辛辣、油腻和刺激性食物，多摄入蔬菜水果和富含纤维的食物。保持适量的水分摄入，养成规律的作息和良好的睡眠习惯。

鼻　炎

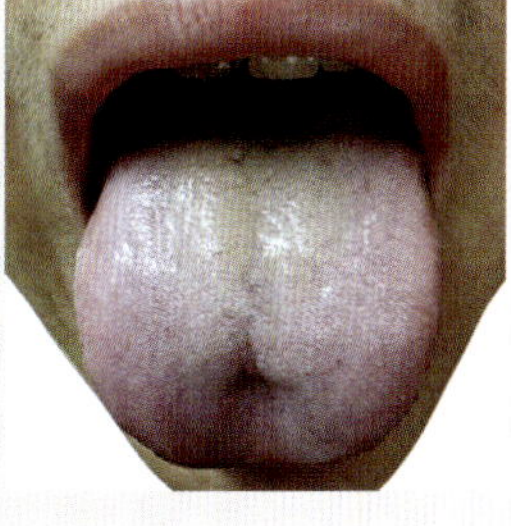

舌象特征

舌红，苔黄腻。

●症状

鼻塞，鼻涕量多白黏或黄稠，嗅觉减退，头痛，鼻黏膜充血肿胀，鼻腔见黏性分泌物，或伴发热恶寒，咳嗽，脉浮数。

●分析

腻苔则考虑肺气亏虚。舌红，苔黄腻是痰湿与热邪相搏结形成的湿热内蕴。

●治疗

辛夷散：辛夷 9g，细辛 3g，藁本 9g，升麻 9g，川芎 9g，防风 9g，羌活 9g，炙甘草 3g，白芷 9g。

中成药：苍耳子鼻炎滴丸口服，每次 28 丸，每日 3 次。

食疗：新鲜葛根 25g，新鲜乌梅 10g，新鲜芦根 10g，加水榨汁 100mL 饮用。

穴位保健：按揉印堂、迎香、攒竹、风池穴，每日 3 次，每次每穴 1 分钟。

陈教授说

临床中最常见的鼻炎证型为肺经湿热型，故此处讨论以肺经湿热型为主。季节变化之时，很多人就开始深受鼻炎困扰。鼻炎的主要症状有鼻塞、流涕、打喷嚏、头痛、嗅觉减退、鼻出血等。鼻炎患者常反复就诊，症状时好时坏，生活、工作都会受到影响，严重者甚至引起焦虑和抑郁。

鼻炎的调理要重视衣、食、住、行四个方面：衣，就是平时要注意防寒保暖，寒热适宜，气候转变极易感冒引发鼻炎，要注意关注天气情况及时进行适当增减衣物，减少冷空气对鼻黏膜的刺激，必要时候可戴上口罩；食，就是饮食以清淡为主，平时少食辛辣刺激及辛散发物等，注意营养均衡；住，就是注意避免过敏原，保持工作、生活环境空气清新，尽可能避免接触灰尘、花粉、化学气体等；行，就是适度进行体育锻炼，通过运动可使鼻内血液循环改善，从而改善鼻塞等症状。

贫　血

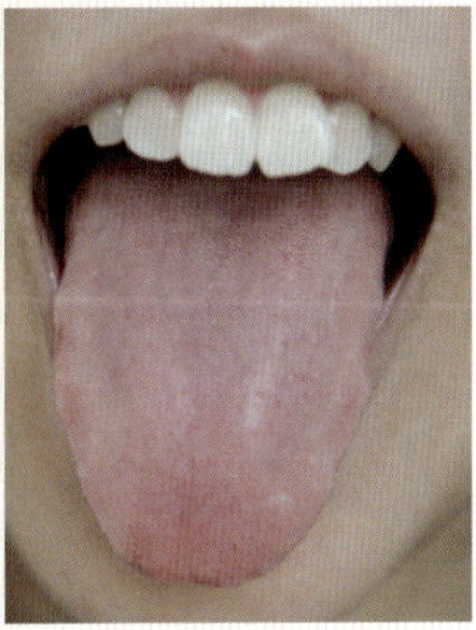

舌象特征

舌淡。

●症状

面色无华，头晕目眩，胁肋部疼痛，爪甲淡白，四肢麻木，筋脉拘急。女性多见月经不调，月经量少甚至闭经。脉细涩。

●分析

肝主藏血，肝血亏虚，藏血不足则不能上荣舌体，故见舌淡。

●治疗

四物汤：白芍 9g，熟地黄 9g，川芎 9g，当归 9g。

中成药：四物颗粒，温开水冲服。每次 5g，每日 3 次。

食疗：猪肝约 150g，菠菜 1 大把，姜丝随意，花椒粒适量，盐适量，料酒适量。猪肝焯水去血沫，重新放入开水中煮 5 分钟，加入菠菜、姜丝、花椒粒、盐等。

穴位保健：按揉足三里、三阴交、血海、气海、关元穴，每日 3 次，每次每穴 1 分钟。

陈教授说

临床中最常见的贫血证型为肝血亏虚型，故此处讨论以肝血亏虚型为主。贫血患者常表现为面色苍白，伴有头晕、乏力，活动后心慌、气急，甚或突然晕厥、昏倒，中医学将贫血归属于“血虚”“虚劳”等范畴。

贫血患者生活上应该注意增加休息时间，在电子产品盛行的现代社会，尤其应该减少使用电子产品的时间。中医认为“久视伤血”，通过合理的休息能够帮助身体恢复。饮食上可以多吃一些含铁的食物，比如动物肝脏、动物血、菠菜等，甚至炒菜使用铁锅都会对改善贫血有一定的帮助。贫血患者要少饮茶，这样也可以减少贫血症状。

自　汗

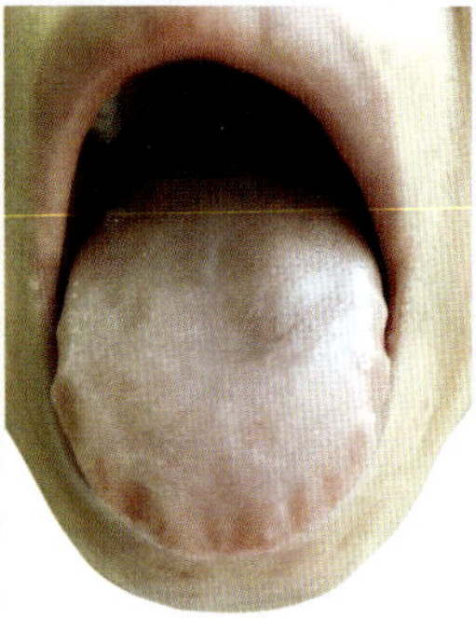

舌象特征

舌淡，苔薄白。

●症状

汗出恶风，劳作则甚，易于感冒，体倦乏力，面色白，脉细弱。

●分析

表虚失固，营卫不和，病势轻浅，故见苔薄白。

●治疗

玉屏风散：防风 9g，黄芪 15g，白术 9g。

中成药：玉屏风口服液，每次 1 支，每日 3 次。

食疗：黄芪 15g，羊肉 90g，桂圆肉 10g，山药 15g。将羊肉用沸水先煮片刻，捞出后用冷水浸泡以除膻味。用砂锅将水煮开，放入羊肉和 3 味中药同煮汤，食时调好味。饮汤吃肉。

穴位保健：按揉百会、风池、三阴交、劳宫、太溪、涌泉、气海、风门、小海穴，每日 3 次，每次每穴 1 分钟。

陈教授说

临床中最常见的自汗证型为肺卫不固型，故此处讨论以肺卫不固型为主。出汗是人体正常的生理反应，在剧烈活动后，或者在较炎热的环境里，或者有时喝了热水、热粥后，均会出汗。而部分人稍活动，即便大汗淋漓，这就是自汗，或“出虚汗”。老百姓通常以汗液的淡咸作为“出虚汗”的判断依据，该方法并不科学。中医学认为，自汗多与卫外不固有关，判断自汗应以患者汗后是否疲劳作为主要依据。

治疗自汗，除了服用药物以外，应该适当进行运动，如打太极、八段锦等，以促进机体气血运行，提升阳气，调节阴阳平衡，改善汗液外泄的情况。同时，适当地吃红枣、紫菜、山药、鸭肉等食物，以补益气血，滋阴健脾，改善体虚。

盗　汗

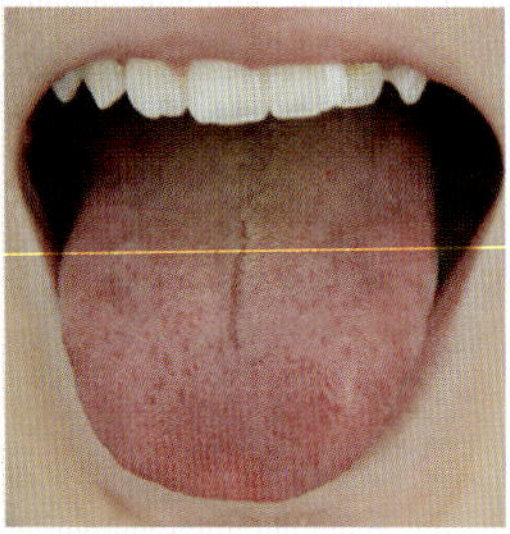

舌象特征

舌红，苔少。

●症状

夜寐盗汗，五心烦热，或有午后潮热，两颧潮红。口唇干燥，小便黄赤，大便干结。舌红少苔，脉细数。

●分析

虚火内灼，故见舌红；迫津外泄，不能上潮于舌，故见少苔。

●治疗

当归六黄汤：当归 9g，生地黄 9g，熟地黄 9g，黄芩 9g，黄柏 9g，黄连 6g，黄芪 12g。

中成药：六味地黄丸口服，每次 8 粒，每日 3 次。

食疗：取大枣 15 枚，乌梅 10 枚，水煎服，每日 1 次。

穴位保健：按揉足三里、三阴交、涌泉、复溜、合谷穴，每日 3 次，每次每穴 1 分钟。

陈教授说

临床中最常见的盗汗证型为阴虚火旺型，故此处讨论以阴虚火旺型为主。中医认为盗汗是阴阳失调，腠理不固，而致汗液外邪失常的病症，多半是由阴虚引起的，因此盗汗患者在生活中要注意合理饮食，少吃辛辣温热刺激的食物，比如辣椒、大蒜、生姜、芥末等；适当多吃滋阴食物，比如甲鱼、黑木耳、黑豆等。同时，要保持室内环境干燥、温度适宜，如果有盗汗的情况，注意勤换衣物。

水　肿

水湿浸渍型

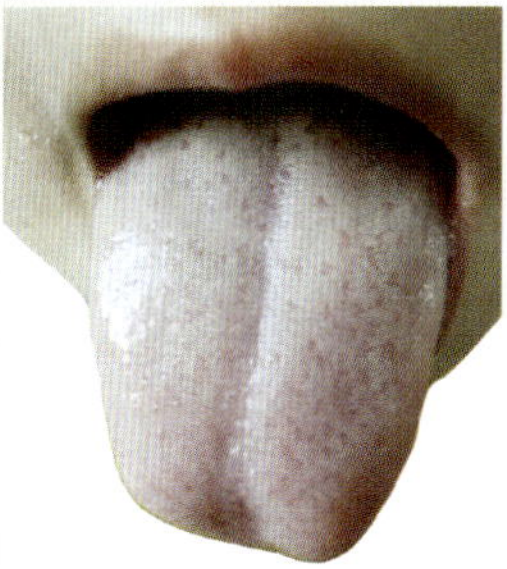

舌象特征

舌质淡，体胖大，苔白腻。

●症状

全身水肿，下肢明显，按之没指，小便短少，身体困重，胸闷，纳呆，泛恶，脉沉缓。

●分析

湿浊内蕴，阳气被遏，气机不畅，水湿停聚于舌面故舌质淡，体胖大，苔白腻。

●治疗

五皮饮：陈皮 9g，茯苓皮 15g，生姜皮 9g，桑白皮 15g，大腹皮 15g。

中成药：肾炎消肿片口服，每次 4~5 片，每日 3 次。

食疗：玉米须煎剂，玉米须 60g（干）洗净后，煎水服。

穴位保健：按揉三焦俞、肾俞、太溪穴，每日 3 次，每次每穴 1 分钟。

肾阳衰微型

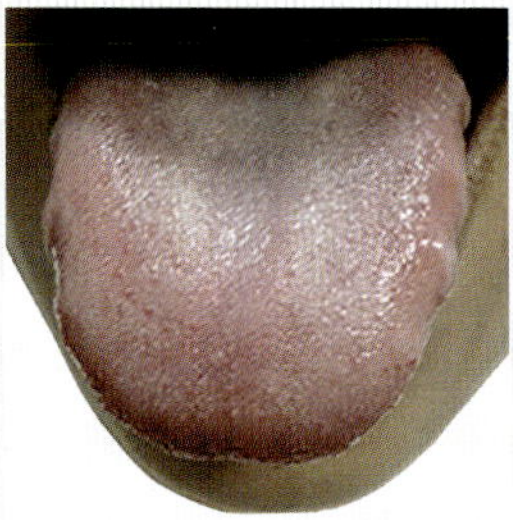

舌象特征 舌质淡胖，苔白，边有齿痕。

●症状

水肿反复消长不已，面浮身肿，腰以下甚，按之凹陷不起，尿量减少或反多，腰酸冷痛，四肢厥冷，怯寒神疲，面色苍白，心悸胸闷，喘促难卧，腹大胀满，脉沉细。

●分析

脾阳虚则气血化源不足，舌体失于濡养，故可见舌质偏淡；阳虚水湿运行受阻，壅滞于舌面，故可见苔白腻或白滑。

●治疗

真武汤：炮附子 6g（先煎），茯苓 9g，白芍 9g，白术 6g，生姜 6g。

中成药：金匮肾气丸口服，每次 6g，每日 2 次。

食疗：当归 20g，生姜 30g，羊肉 500g，煲汤服用。

穴位保健：按揉三焦俞、肾俞、太溪穴，每日 3 次，每次每穴 1 分钟。

陈教授说

水肿大多数是因肾病、心脏病、肝硬化等引起，还有可能因生活和饮食因素所致，比如吃的食物太咸，喝水太多，或者过敏、睡眠不足等。因此，生活上可以通过泡脚促进血液循环和代谢，减轻水肿。饮食上则可选用红豆、赤小豆、薏苡仁、冬瓜煮水，通过清热利尿来解决水肿问题。

淋　证

热　淋

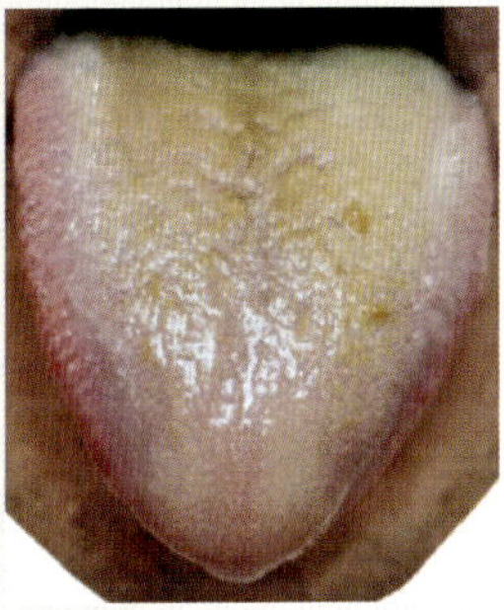

舌象特征

舌质红，苔黄腻。

●症状

小便频数短涩，灼热刺痛，溺色黄赤，少腹拘急胀痛，寒热起伏，口苦，呕恶，腰痛拒按，大便秘结，脉滑数。

●分析

热邪侵袭人体入里化热，湿热互结，壅滞于内，腑气不畅，色黄、色红均是热邪之象，故见舌质红，苔黄腻。

●治疗

八正散：车前子9g，瞿麦9g，萹蓄9g，滑石9g，栀子9g，炙甘草6g，通草 3g，灯心草 9g，大黄 3g（后下）。

中成药：可选用金钱草颗粒，开水冲服，每次 10g，每日 3 次。

食疗：白茅根 30g，泡水代茶饮。

穴位保健：按揉中极、三阴交、阴陵泉、委中、行间穴，每日 3 次，每次每穴 1 分钟。

石淋（尿道结石）

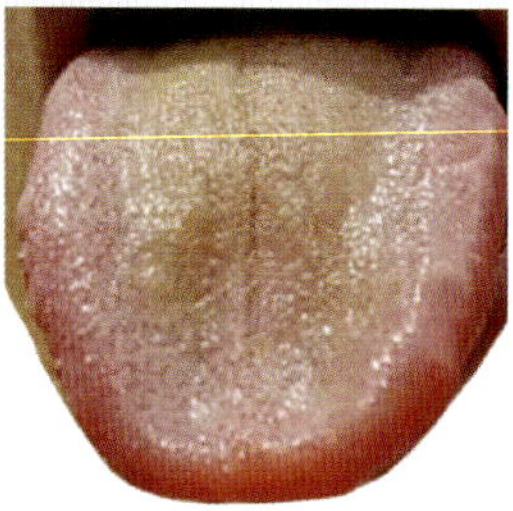

舌象特征

舌红，苔薄黄。

● 症状

尿中夹砂石，排尿涩痛，或排尿时突然中断，尿道窘迫疼痛，少腹拘急，往往突发，一侧腰腹绞痛难忍，甚则牵及外阴，尿中带血，脉弦或带数。

● 分析

外邪入里化热侵袭下焦，血得热则循行加速，舌体脉络充盈，色红、色黄均为热邪之象，故见舌红，苔薄黄。

● 治疗

石韦散：石韦 9g，瞿麦 9g，滑石 15g，车前子 9g（布包），冬葵子 6g。

中成药：排石颗粒，开水冲服，每次 1 袋，每日 3 次。

食疗：金钱草 50g，鸡胗 2 只，加水煮沸后慢炖 1 小时，吃肉喝汤。

穴位保健：按揉中极、三阴交、阴陵泉、水道、委阳穴，每日 3 次，每次每穴 1 分钟。

下焦湿热型血淋（尿血）

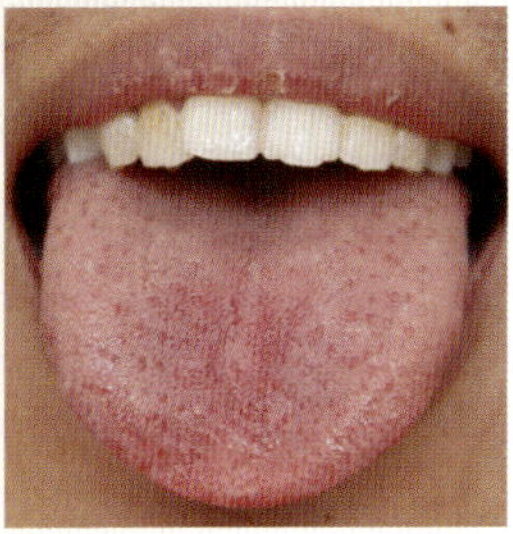

舌象特征

舌质红。

●症状

小便黄赤灼热，尿血鲜红，伴心烦口渴，面赤口疮，夜寐不安，脉数。

●分析

湿热之邪熏灼，血液运行加速，舌体脉络充盈，故见舌红。

●治疗

小蓟饮子：小蓟 9g，生地黄 12g，滑石 9g，通草 6g，蒲黄 9g，淡竹叶 9g，当归 9g，栀子 9g，甘草 3g。

中成药：三清胶囊口服，每次 5~8 粒，每日 3 次。

食疗：藕丝 15g，炒黄糯米 30g，同煮粥，加冰糖 1 匙。

穴位保健：按揉中极、三阴交、阴陵泉、膈俞、血海穴，每日 3 次，每次每穴 1 分钟。

肾虚火旺型血淋（尿血）

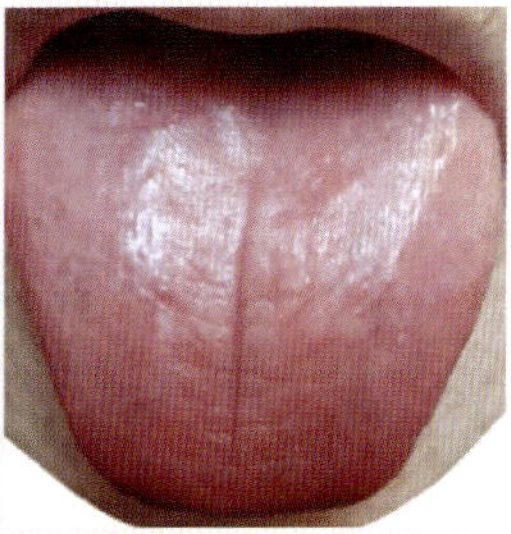

舌象特征

舌红，苔少。

●症状

小便短赤带血，伴头晕耳鸣，颧红潮热，腰膝酸软，脉细数。

●分析

虚火内炽，舌体脉络充盈，故见舌红；肾阴亏虚，不能上潮舌面，故见苔少。

●治疗

知柏地黄丸：知母 9g，黄柏 9g，熟地黄 9g，山药 9g，山茱萸 9g，茯苓 9g，泽泻 9g，牡丹皮 9g。

中成药：知柏地黄丸口服，每次 6g，每日 2 次。

食疗：藕丝 15g，炒黄糯米 30g，同煮粥，加冰糖渣 1 匙。

穴位保健：按揉中极、三阴交、阴陵泉、膈俞、血海穴，每日 3 次，每次每穴 1 分钟。

陈教授说

中医认为淋证的发生主要是因外感湿热、饮食不节、情志不调、禀赋不足或劳伤久病引起，虽有热淋、石淋、血淋等之分，但都可从以下几个方面来预防。

首先要养成良好的饮食起居习惯，饮食宜清淡，忌肥腻、辛辣之品，保持心情舒畅，以提高机体抗病能力。其次注意外阴清洁，不憋尿，多饮水，每 2~3 小时排尿一次，房事后及时排尿，防止秽浊之邪从下阴上犯膀胱。尤其妇女在月经期、妊娠期，产后更应注意外阴卫生，以免虚体受邪。最后，发病后应注意休息，禁房事，饮食宜清淡。热淋、血淋者忌肥腻、辛辣之品；石淋者多饮水；久淋者忌劳累。初起尿频、疼痛，继之出现高热、寒战、腰痛者，需及时诊治。

遗　精

君相火旺型

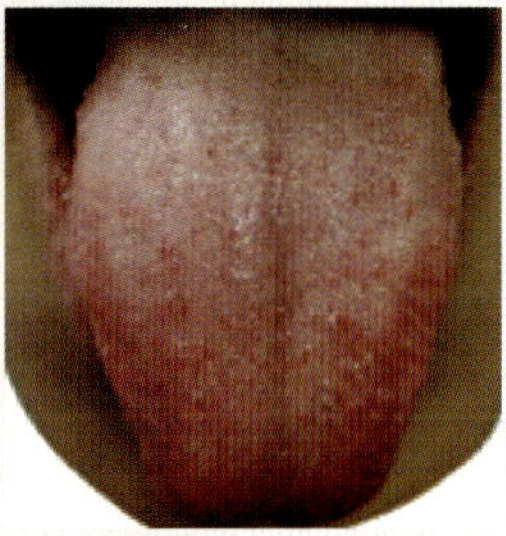

舌象特征

舌红，苔少或薄黄。

●症状

遗精梦泄，性欲亢进，易举易泄，心烦寐差，潮热颧红，腰酸耳鸣，口干多饮，溲黄便结，脉细数。

●分析

心肾热盛，血得热而行，舌体脉络充盈，故见舌红；热盛煎熬，津液亏虚，故见苔少或薄黄。

●治疗

三才封髓丹：黄连 3g，生地黄 15g，当归 9g，茯神 15g，酸枣仁 15g，远志 9g，党参 9g，莲子 9g，天冬 9g，熟地黄 15g，黄柏 6g，砂仁 6g，甘草 3g。

中成药：可选用知柏八味丸、朱砂安神丸、天王补心丹等治疗。知柏八味丸口服，每次 6g，每日 2 次。朱砂安神丸口服，每次 1 丸，6~9g，每日 2 次。天王补心丹口服，每次 6g，每日 2 次。

食疗：将栀子 3g 碾成末，先煮粳米 100g，莲子心 10g，煮熟后调入栀子末稍煮，可加些许白糖调服。

穴位保健：按揉关元、肾俞、太溪、志室穴，每日 3 次，每次每穴 1 分钟。

肾气不固型

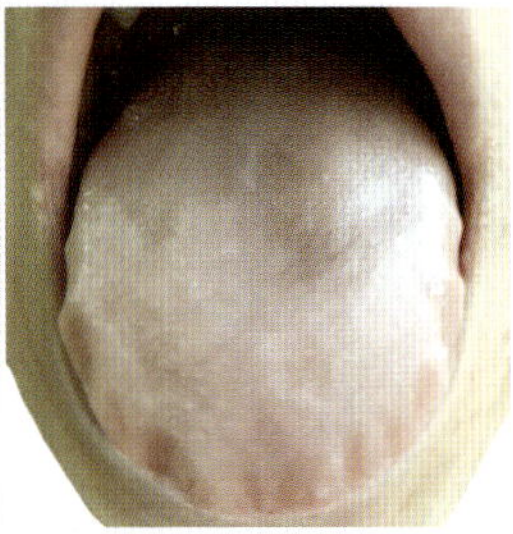

舌象特征 舌质淡胖而嫩，苔白滑。

• 症状

遗精频作，多为无梦而遗，甚而滑精不禁；伴见头昏，腰膝酸软，形寒肢冷，面色白，阳痿早泄，精液清冷，夜尿清长，脉沉细。

• 分析

肾气不固，阳气亏虚，运血无力，津液输布障碍，寒湿内生，湿浊之邪停滞于体内，故见舌淡体胖而嫩，苔白滑。

• 治疗

金锁固精丸：蒺藜 9g，芡实 9g，莲子须 9g，煅龙骨 30g，煅牡蛎 30g。

中成药：可选用桑螵蛸丸、安肾丸、苁蓉益肾颗粒等治疗。桑螵蛸丸口服，每次 6g，每日 2 次。安肾丸口服，每次 6g，每日 3 次。苁蓉益肾颗粒口服，每次 1 袋，每日 2 次。

食疗：核桃仁 30g，杜仲 30g，猪肾 1 具，共入锅中加水同煮。炖熟后加少许细盐食用。

穴位保健：艾灸关元、气海、肾俞穴，每次 15~30 分钟，每周 2~3 次，以穴位潮红为宜。

陈教授说

很多男性进入青春期以后，都会出现遗精。正常的遗精对男性是没有害处的。但如果超过一定的频率，每周遗精五六次，那么可能会产生一定的不良后果。生活上我们可以采取如下措施。

调整生活方式：避免频繁手淫，同时还要注意避免穿紧身的内裤，在一定程度上可以改善症状。

注意个人卫生：勤换洗内裤，避免穿不透气的内裤，也可以使用温水清洗生殖器，对病情的恢复有一定的帮助。

加强体育锻炼：青春期男性雄激素分泌旺盛，可通过体育锻炼把过剩精力释放。

阳　痿

肝气郁结型

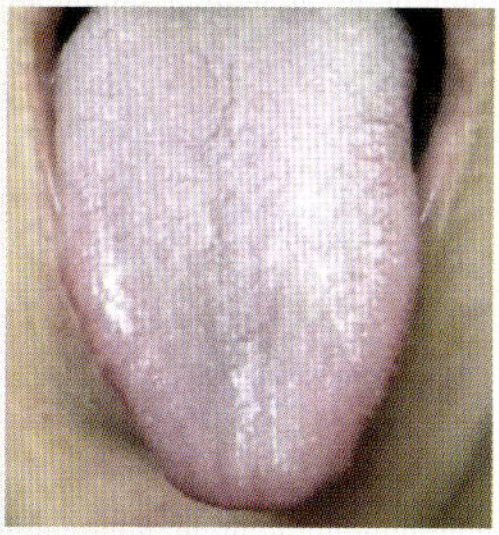

舌象特征

舌质淡，苔薄白。

●症状

临房不举，睡中自举，或起而不坚，情绪抑郁，胸胁胀痛，嗳气，脘闷不适，食少便溏，脉弦或弦细。

●分析

情志失调，思虑忧愁致肝气郁结者，其证较轻，尚未深入，故可见类似常人舌象，表现为舌质淡，苔薄白。

●治疗

柴胡疏肝散：柴胡 9g，陈皮 9g，枳壳 9g，白芍 9g，炙甘草 3g，香附 9g，川芎 9g。

中成药：逍遥丸口服，每次 6~9g，每日 2 次。

食疗：韭菜 150g，鲜虾 150g，炒食。

穴位保健：每晚睡前依次按揉双侧太冲、三阴交、合谷、百会穴，每穴 2 分钟。

命门火衰型

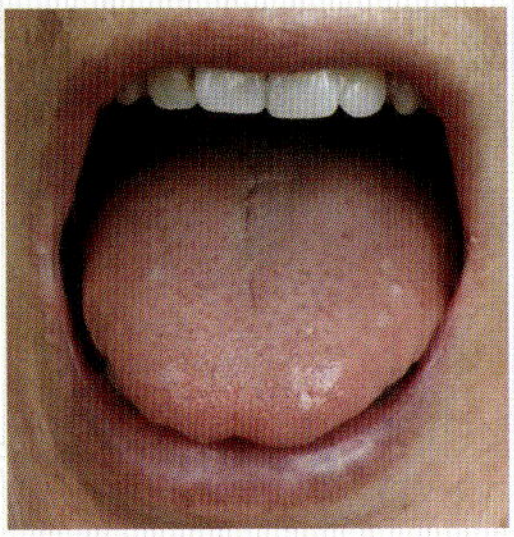

舌象特征

舌淡胖，苔薄白。

●症状

阳痿不举，性欲减退，或举而不坚，精薄清冷，神疲倦怠，畏寒肢冷，面色白，头晕耳鸣，腰膝酸软，夜尿清长，五更泄泻，阴器冷缩，脉沉迟或细。

●分析

肾阳虚衰，肾气亏虚，水气运化不利则见舌淡胖；阳虚不足，温煦无力，可见苔薄白。

●治疗

赞育丹：熟地黄 15g，当归 9g，杜仲 15g，巴戟天 9g，肉苁蓉 9g，淫羊藿 9g，蛇床子 9g，肉桂 6g（后下），白术 15g，枸杞子 9g，仙茅 9g，山茱萸 9g，韭菜子 9g，制附子 6g（先煎），党参 9g，鹿茸 3g。

中成药：可选用赞育丸、左归丸治疗。赞育丸口服，每次 1 丸，温开水送下，每日 2 次。左归丸口服，每次 9g，每日 2 次。

食疗：冬虫夏草 3~10g，炖公鸡或猪肉食用。

穴位保健：艾灸关元、气海、足三里穴，每次 15~30 分钟，每周 2~3 次，以穴位潮红为宜。

陈教授说

阳痿是由肾阳虚、命门火衰等虚证引起，但临床中发现，年轻患者因情志因素致病的亦不少。从“生物—心理—社会医学”的角度来讲，男性的性自信对男性的健康非常重要，男性应学习正确的性知识，树立良好的性道德。节制性欲，避免恣情纵欲。弃除杂念，怡情养心，起居有常，饮食有节，避免过食肥甘厚味。夫妻双方应互相理解，建立融洽的夫妻关系。患病之后，应正确对待疾病，及时选择正规医疗机构就诊，树立信心；切忌讳疾忌医，隐瞒病情，贻误治疗时机。

尿频、尿床

心肾两虚型

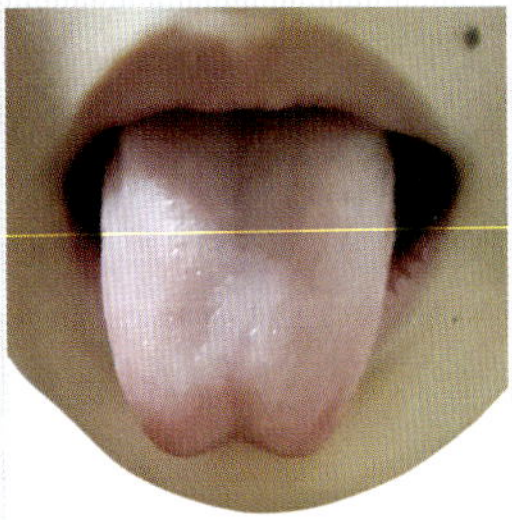

舌象特征

舌淡，苔白。

●症状

小便频数，或遗尿（尿床），心神恍惚，健忘。

●分析

气血亏虚，血不荣舌，或阳气虚衰，运血无力，不能温运血液上荣于舌，故舌质淡。

●治疗

桑螵蛸散：桑螵蛸 9g，远志 9g，石菖蒲 9g，煅龙骨 30g，人参 9g，茯神 12g，当归 9g，龟甲 15g。

中成药：缩泉丸口服，每次 3~6g。

穴位保健：艾灸关元、气海、足三里穴，每次 15~30 分钟，每周 2~3 次。

食疗：猪膀胱 1 个，洗净后加水，与桑螵蛸 10g，益智仁 10g，同煮烂。

肾阳衰惫型

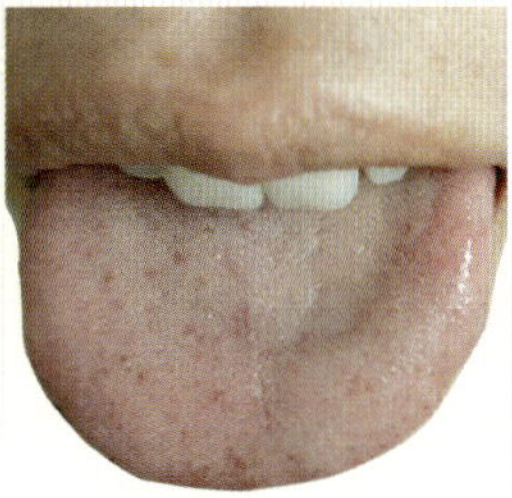

舌象特征

舌淡胖，苔薄白。

●症状

小便不通或点滴不爽，排尿无力，面白神萎，神气怯弱，畏寒肢冷，腰膝冷而酸软无力，脉沉细或弱。

●分析

肾阳虚衰，津液输布障碍，水湿之邪停滞于内；阳虚运血无力，不能温运血液上荣于舌，故见舌淡胖，苔薄白。

●治疗

济生肾气丸：制附子 6g（先煎），茯苓 12g，泽泻 12g，山茱萸 12g，山药 12g，车前子 9g（布包），牡丹皮 9g，肉桂 6g（后下），川牛膝 9g，熟地黄 9g。

中成药：金匮肾气丸口服，每次 4~5g，每日 2 次。

食疗：覆盆子 30g 加水 1000mL，煎至 500mL 后弃药渣，再加入瘦猪肉 150g，以文火熬至肉烂，喝汤吃肉。

穴位保健：每日按揉关元、中极、三阴交穴，每日 1 次，每次每穴 1 分钟。

陈教授说

遗尿是孩子很容易出现的一种现象，如果没有好好重视，积极治疗，症状会变得越来越严重，治疗难度自然也会增加。日常保健很重要，具体可采取以下措施。

好好休息：精神紧张者更容易出现遗尿，因此调整精神状态非常重要，对于孩子来说，睡觉之前不要过度兴奋，可以听些轻松愉快的音乐。

饮食调节：不要进食过甜、过咸、生冷、辛辣刺激的食物；睡前不吃西瓜、红小豆、玉米等利尿食物。

养成良好的排尿习惯：每天晚上睡觉之前都不能喝过多的水，并让孩子睡前排尿一次，养成规律的习惯就可以让遗尿频率降低。

湿　疹

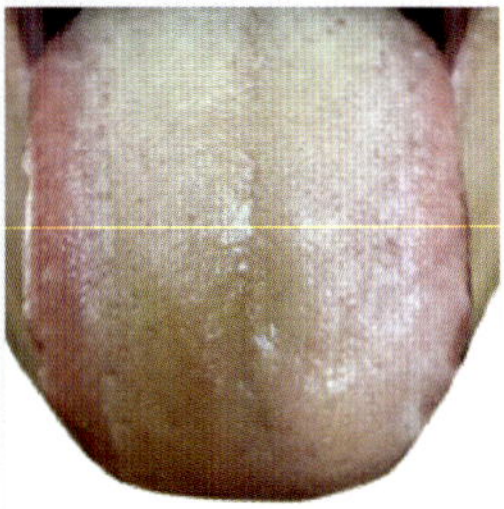

舌象特征

舌红，苔薄黄腻。

●症状

皮损潮红，水疱，糜烂，流液，边界弥漫，剧烈瘙痒，伴胸闷纳呆，大便干结，小便黄赤，脉滑数。

●分析

湿浊壅滞于内，入里化热，腑气不畅，浊滞于舌面而见腻苔，病情不甚深重，则苔薄。色黄、色红均是热邪之象，故见舌红，苔薄黄腻。

●治疗

消风散：当归 9g，生地黄 9g，防风 9g，蝉蜕 6g，知母 9g，苦参 9g，胡麻 9g，荆芥 9g，苍术 9g，牛蒡子 9g，石膏 15g（先煎），甘草 3g，通草 6g。

中成药：消风止痒颗粒口服，每日 3 次，每次 2 袋。

食疗：鲜马齿苋 30~60g，水煎，每日分数次服用，并可配合外洗。

穴位保健：按揉百虫窝、太溪、血海、尺泽、曲池、行间穴，每日 3 次，每次每穴 1 分钟。

陈教授说

湿疹多由于风湿热邪蕴于机体而发病，湿为阴邪，其性重着黏腻，缠绵难愈。而易耗伤阴血，日久虚风内生，反复发作。因此对于湿疹的治疗往往需要外用、内服药并用才可收到令人满意的疗效。

湿疹患者饮食宜清淡，应增加蔬菜水果的摄入，忌食辛辣厚味、牛羊肉、鱼腥海鲜等食物；穿着棉质衣物，避免接触合成纤维；避免接触粉尘、花粉及动物毛发等过敏原，化学物品也应减少接触。患部忌用过热的水洗，不使用沐浴露、肥皂等洗涤；忌随意搔抓，注意个人卫生，定期清洗、更换床上用品；避免过度关注病情导致紧张焦虑，保持轻松舒适，减轻心理负担。

痛　经

寒凝血瘀型

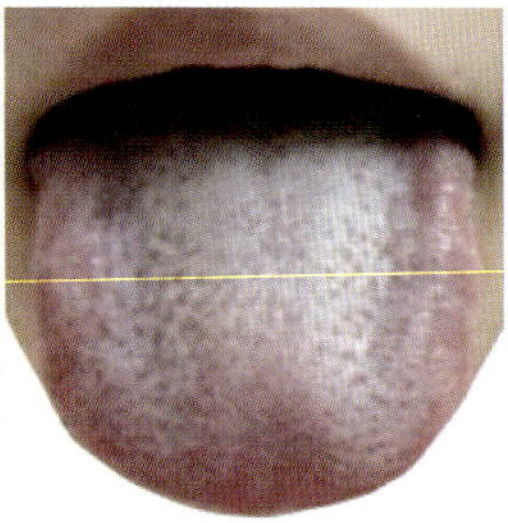

舌象特征

舌紫暗或有瘀斑，苔白。

●症状

经前或经期，小腹冷痛拒按，得热痛减，或周期后延，经血量少，色暗有块；畏寒肢冷，面色青白，脉沉紧。

●分析

寒客胞宫，血为寒凝，瘀滞冲任，血行不畅，故舌紫暗或有瘀斑，苔白。

●治疗

温经汤：制吴茱萸3g，麦冬9g，当归9g，芍药9g，川芎9g，党参9g，桂枝9g，阿胶6g（烊化），牡丹皮9g，生姜6g，甘草6g，半夏9g。

中成药：少腹逐瘀丸口服，每次9g（1丸），每日2~3次。

食疗：桃仁21枚，生地黄30g，桂心3g，粳米100g，生姜3g，共煮成粥。

穴位保健：艾灸中极、三阴交、地机、次髎、十七椎、关元、归来穴，每次15~30分钟，每周2~3次，以穴位潮红为宜。

瘀血内结型

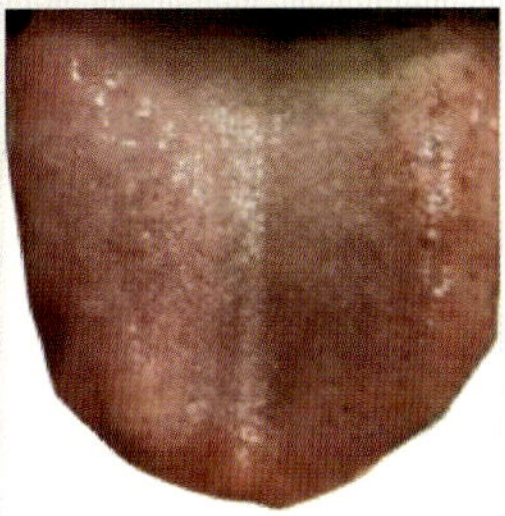

舌象特征

舌紫暗，或有瘀点。

●症状

经前或经期，小腹胀痛拒按，月经量少，经行不畅，色紫暗有块，块下痛减，胸胁、乳房胀痛，脉弦涩。

●分析

舌质呈紫色为气血不畅，多主瘀血证；舌质见紫斑、瘀点为血瘀较轻，苔薄多提示疾病初起。

●治疗

失笑散：五灵脂 9g，蒲黄 9g。

中成药：散结镇痛胶囊口服，每次 1.2g，每日 3 次。

食疗：青皮鸭蛋 2 枚，鲜姜丝 10g，胡麻油少许，姜丝下胡麻油炒酥捞出，油煎 2 枚鸭蛋，撒食盐少许，用煎蛋夹持姜丝服用。

穴位保健：按揉中极、三阴交、地机、次髎、十七椎、血海、太冲穴，每日 3 次，每次每穴 1 分钟。

陈教授说

中医认为痛经是气滞、寒凝、湿热等因素致气血凝滞，不通则痛，不荣则痛而导致的，其治疗也需综合考量病因病机。日常生活中，经期前后应注意保暖，忌生冷、辛辣之品；注意经期卫生，以免经期感染；注意合理安排生活和休息时间，保证足够的睡眠；并保持适度的锻炼，促进血液循环，增强机体对疼痛的耐受力。

月经先期（月经提前）

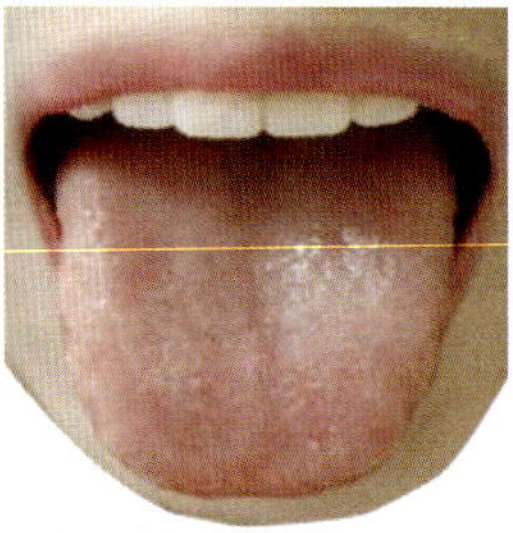

舌象特征

舌淡，苔薄白。

● 症状

月经提前，或经量多，色淡红，质清稀，神疲肢倦，气短懒言，小腹空坠，纳少便溏，心悸怔忡，失眠多梦，脉细弱。

● 分析

薄苔为疾病初起，气虚不能上荣，故舌质淡，苔薄白。

● 治疗

归脾汤：白术 18g，茯苓 9g，黄芪 18g，龙眼肉 9g，酸枣仁 18g，党参 9g，木香 9g，炙甘草 6g，当归 9g，远志 9g。

中成药：归脾丸口服，每次 6g，每日 2 次。

食疗：党参 9g，黄芪 9g，白术 9g，茯苓 9g，熟地黄 9g，白芍 9g，当归 6g，肉桂 6g，川芎 3g，甘草 3g，大枣 12 枚，生姜少许，老鸭 1 只，调料适量。食肉饮汤。

穴位保健：艾灸关元、三阴交、血海、子宫、足三里、脾俞穴，每次 15~30 分钟，每周 2~3 次，以穴位潮红为宜。

陈教授说

一般认为，正常月经周期为28天，中医将月经周期提前7天以上，连续3个周期以上者，称之为月经先期，也就是大众口中的月经提前。一般认为，月经提前是气虚的表现。

月经提前的患者在生活中应注意多方面的调养。饮食上，要坚持清淡均衡的原则，做到饮食有节，不吃辛辣食物，如辣椒、大蒜、肉桂、胡椒等；羊肉等大热之品也要忌口，避免加重月经提前的症状。经期避免高强度或剧烈的运动，注意休息，以静养为主。平时注意情绪调理，情志不畅时应注意进行心理疏导。避免因精神紧张、情志抑郁等因素造成月经不调。

月经后期（月经推后）

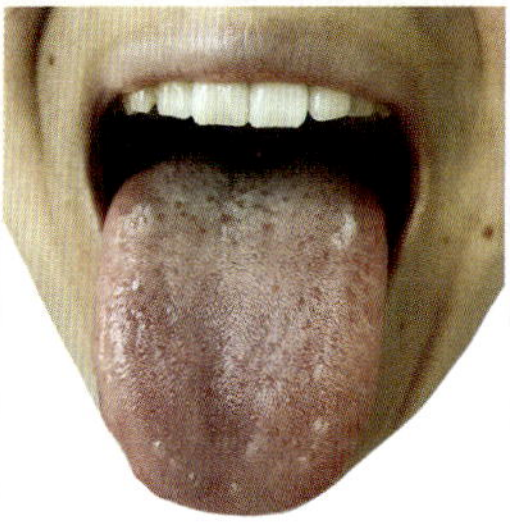

舌象特征

舌质紫暗或有瘀点。

●症状

月经周期延后，量少，色暗红或有血块，小腹胀痛拒按，胸胁、乳房胀痛，脉弦或涩。

●分析

舌质紫提示气血不畅，多主瘀血证；而舌质可见紫斑、瘀点提示血瘀较轻。

●治疗

桃红四物汤：白芍9g，当归9g，熟地黄9g，川芎9g，桃仁9g，红花6g。

中成药：复方滇鸡血藤膏口服，每次6~10g，每日2次。

穴位保健：按揉气海、关元、三阴交、归来、血海、足三里穴，每日3次，每次每穴1分钟。

陈教授说

月经后期的患者日常生活中可以注意以下几个方面：饮食中应忌凉性食物，可食用如黑豆、黑醋、木耳等活血食材，能有效帮助血液流动。养成良好的睡眠习惯，保障睡眠质量，早睡早起，有助于平衡身体阴阳。适当加强运动，促进全身气血流通，滋养脏腑，气血充盛则脏腑功能运行正常。但应量力而行，循序渐进，不可操之过急。

同时应保持心情舒畅，保持积极、良好的心态对身体健康至关重要。避免忧思郁怒，损伤肝脾，或者七情过极，五志化火，扰及冲任。重视节制生育和节欲防病，避免生育或者人流过多、过频，以及经期、产后同房，否则易损伤冲任、精血、肾气，导致月经病。

月经过少

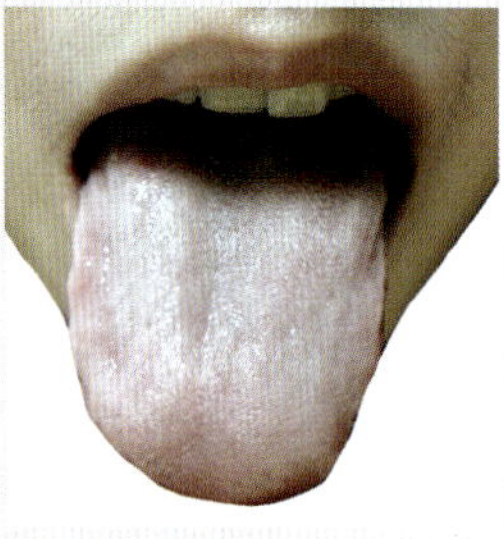

舌象特征

舌淡红，苔白。

●症状

经来血量渐少，或点滴即净，色淡，质稀；或伴小腹隐痛，头晕眼花，心悸怔忡，面色萎黄，脉细。

●分析

血虚不能上荣舌体，故见舌淡；里证病轻，故见苔白。

●治疗

四物汤：熟地黄 12g，当归 9g，白芍 9g，川芎 9g。

中成药：益母草颗粒，开水冲服，每次 5g（1 包），每日 2 次。

食疗：老母鸡 500g，木耳 30g，红枣 10 枚。老母鸡与木耳、红枣一同放入锅中，加水适量煮烂，调味后即可食用。

穴位保健：艾灸关元、中极、肾俞、三阴交、足三里、血海穴，每次 15~30 分钟，每周 2~3 次，以穴位潮红为宜。

陈教授说

中医认为“女子以血为本，以肝为先天”，养肝对女人来说至关重要，肝血不足，则月经量容易变少。睡眠上，我们推荐在子时（23 点）以前入睡，月经量少的患者更应该遵守这个睡眠时间点，这样能使身体得到充分的休息，肝血得到滋养。情绪上，情绪与肝的疏泄功能密切相关，因此需保持平和的心态，避免忧思抑郁。

饮食上，多吃含有铁和滋补的食物，补充足够的铁质，以免经血无源。运动方面，在经期到来的前 3 天，可以根据自己的情况来决定运动形式，以较为轻柔、舒缓、放松的运动为主。经期第 5 天，身体开始恢复，此时可以开始进行慢走、慢跑等有氧运动，但要避免一些球类及负重较大的运动。

月经过多

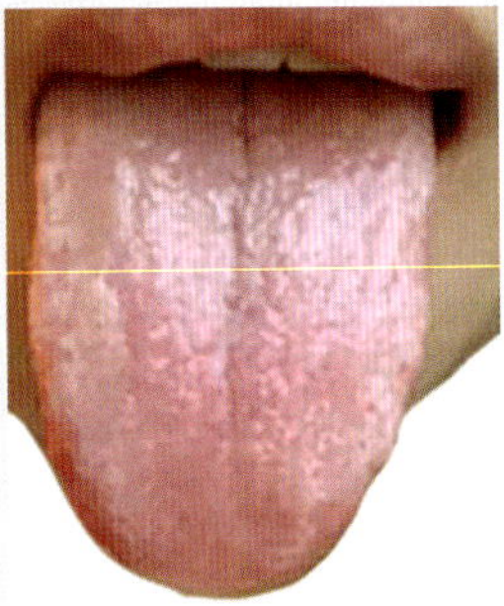

舌象特征

舌淡，苔薄。

•症状

行经量多，色淡红，质清稀；神疲体倦，气短懒言，小腹空坠，面色白，头晕乏力，食欲不振，脉细弱。

•分析

气虚不能上荣舌体，故见舌淡；里证病轻，故见苔白。

•治疗

补中益气汤：黄芪15g，党参15g，白术9g，炙甘草6g，当归9g，陈皮9g，升麻6g，柴胡6g，生姜3片，大枣9g。

中成药：八珍胶囊口服，每次1.2g（3粒），每日2次。

食疗：嫩母鸡1只，黄芪30g，精盐1.5g，绍兴酒15g，葱10g，生姜10g，胡椒粉2g，水沸蒸1.5~2小时，空腹服之。

穴位保健：艾灸关元、气海、足三里、三阴交、地机穴，每日1次，每次每穴5~10分钟，以穴位潮红为宜。

陈教授说

女性在平时生活中应保持良好的情绪，积极乐观的心态，避免忧思抑郁，暴躁易怒。在饮食方面，不暴饮暴食，不过食肥甘油腻、生冷寒凉、辛辣香燥的食物，以免损伤脾胃而导致生化不足、聚湿生痰或凉血、灼血，最终引起月经不调。要适度运动，月经期间以调养为主，不宜过度劳累。日常生活中要注意保暖，根据天气变化适当增减衣服，不要过冷过凉，以免招致外邪，损伤血气，影响月经。要重视节制生育和节欲防病，避免生育或者人流过多、过频，以及经期、产后同房，否则易损伤冲任、精血、肾气，导致月经病。

最后，月经量过多的女性，还要注意补血，避免出现贫血的情况。如果情况比较严重，建议经期卧床休息，避免剧烈运动，以免出血量增加。在月经结束后，可以多吃一些蛋白质含量高的食物，如大枣、当归、黑豆等，以改善贫血。

不孕症

脾虚夹湿型

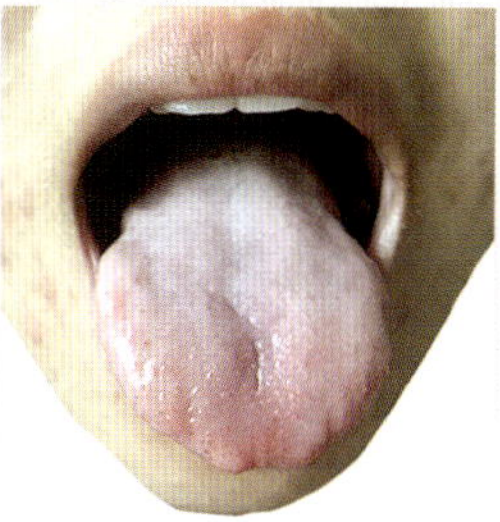

舌象特征

舌胖，苔白腻。

●症状

婚久不孕，月经常后期，稀发甚或闭经，带下量多，色白质黏无臭；形体肥胖，胸闷呕恶，心悸头晕，脉滑。

●分析

脾气亏虚则舌淡；脾虚不能运化水湿则舌苔白腻。

●治疗

参苓白术散：党参 9g，白术 12g，茯苓 9g，炙甘草 6g，山药 9g，炒扁豆 9g，薏苡仁 15g，砂仁 6g，莲子 6g，桔梗 9g，陈皮 9g，大枣 3 枚。

中成药：参苓白术散冲服，每次 6~9g，每日 2 次。

食疗：薏苡仁 60g，粳米 60g，盐 5g，味精 2g，香油 3g。将薏苡仁洗净捣碎，粳米淘洗，同入煲内，加水适量，共煮为粥。粥熟后调入盐、味精、香油，温热食之，日服 2 次。

穴位保健：按摩关元、肾俞、太溪、次髎、三阴交、足三里、中脘穴，每日 3 次，每次每穴 1 分钟。

肝气郁结型

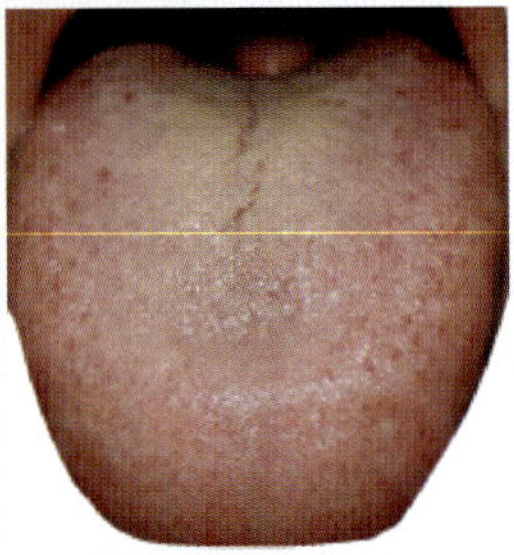

舌象特征

舌暗红或舌边有瘀斑。

●症状

婚久不孕，月经周期先后不定，量或多或少，色暗，有血块，经行腹痛，或经前胸胁、乳房胀痛；情志抑郁，或烦躁易怒，脉弦细。

●分析

气血运行不畅，瘀阻血脉，故舌质暗红或边有瘀斑。

●治疗

柴胡疏肝散：陈皮 9g，柴胡 9g，川芎 9g，香附 9g，麸炒枳壳 9g，白芍 9g，炙甘草 3g。

中成药：疏肝解郁胶囊口服，每次 0.72g（2 粒），每日 2 次。

食疗：月季花 9g，玫瑰花 9g，红茶 3g，用沸水冲泡 10 分钟，不拘时服用。

穴位保健：按揉关元、肾俞、太溪、次髎、三阴交、太冲、期门穴，每日 3 次，每次每穴 1 分钟。

陈教授说

适时怀孕对生育的成功与顺利非常关键。女性卵巢功能的最好时期在 24 岁左右，这是生育的最好时期；31 岁以后卵巢功能、卵子质量、内分泌功能都可能下降，但并不是完全不可调理提升。不孕不育并非只是女方原因，男女双方应同时检查；没有生育计划的夫妻或者情侣，要做好避孕措施，尽量不流产，多次流产和刮宫会造成子宫内膜薄弱，受精卵不易着床，或导致习惯性流产。

从中医的角度来说，产生不孕的一个重要原因是情绪不宁引起肝气郁结，冲任失和，气机不畅，继而导致气滞血停而不孕。因此孕龄期的女性应该保持心情愉快，减轻精神压力，调畅情绪，日常在不影响自己、他人的情况下，可以适当地发泄自己的情绪，不要过于压抑自己。

另外一个原因就是多次流产所致的阳虚不孕，应该注意胞宫保暖，尤其下半身要少受凉，注意给小腹、腰部和双脚保暖。此外，中医有“动则生阳”之说，就是说适当运动可以改善体质，提升阳气，从而祛寒外出。对于备孕夫妇，如果进行相关检查后没有器质性疾病，建议可以到东南亚等热带地区度假，因为热带地区气候温暖，阳气充足，有利于因阳虚不孕的备孕夫妇提升阳气，从而受孕。

子宫肌瘤

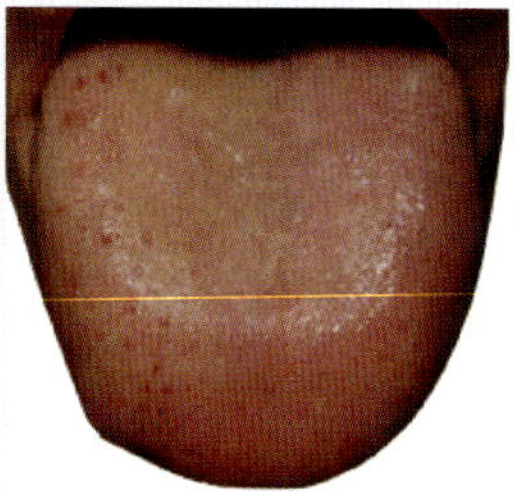

舌象特征

舌质紫暗或有瘀点。

●症状

腹包块质硬，下腹或胀或痛，疼痛拒按，经期延长，或经量多，经色暗夹血块，经行小腹疼痛，面色晦暗，肌肤不润，脉弦涩。

●分析

瘀血内结，血液运行不畅，故见舌质紫暗或有瘀点。

●治疗

桂枝茯苓丸：桂枝 9g，茯苓 9g，牡丹皮 9g，桃仁 9g，白芍 9g。

中成药：桂枝茯苓胶囊口服，每次 0.9g（3 粒），每日 3 次。

食疗：桃仁 12g，红花 6g，鳝鱼丝 250g，桃仁、红花加水煎汁后去渣备用，再将鳝鱼丝用油略爆炒后加药汁同煮，同时放入生姜、酒、葱、味精少许煮成汤，喝汤吃鳝鱼丝。

穴位保健：按揉阴陵泉、足三里、地机、三阴交、血海穴，每日 3 次，每次每穴 1 分钟。

陈教授说

对于子宫肌瘤这个疾病，成年女性应定期参加妇科检查，早发现，早治疗。平时在饮食方面要注意均衡营养，避免雌激素长期和过度的刺激，合理使用激素类药物，少吃营养滋补品。多摄取含蛋白质、维生素及铁质的食物。

我们中医多将子宫肌瘤归属“癥瘕”范畴，其与情绪密切相关，情绪的过度变化和持久会影响气机的功能，从而导致肝气郁结，阻滞经脉，气滞血瘀，日久积聚成块，导致瘀阻胞宫。所以不同年龄的女性都应该保持心情舒畅，避免不良情绪长期影响自身的健康状态。在平时生活中，如果有不良的情绪可以向家人、朋友倾诉自己的苦恼，适当地疏泄情绪，还可以多进行室内外运动，听音乐等，使不良情绪得到释放。

女性如果发现有明显月经过多，或腹痛，或者子宫肌瘤迅速增大，则应该立即就医，寻求外科医生的帮助，以免贻误病情。

抑　郁

肝气郁结型

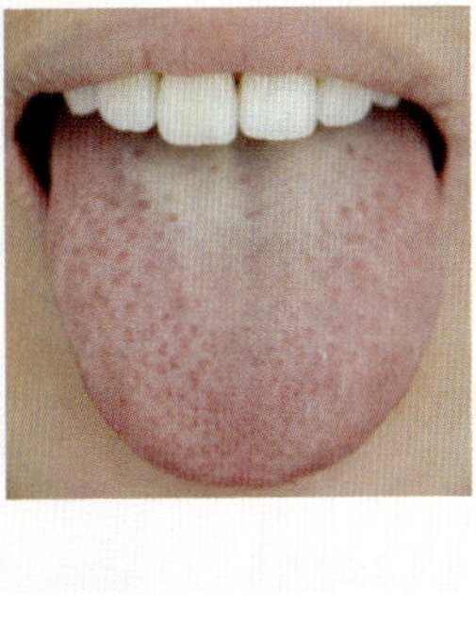

舌象特征

舌质淡红，苔薄腻。

●症状

精神抑郁，情绪不宁，善太息，少腹或胁肋胀痛，痛无定处，脘闷嗳气，不思饮食，大便不调，女性患者则月事不行或痛经，脉弦。

●分析

肝郁气滞，脾胃失和，病情尚轻，故见淡红舌；脾胃运化失司，饮食内停，故见苔薄腻。

●治疗

柴胡疏肝散：柴胡 9g，香附 9g，陈皮 9g，枳壳 9g，川芎 9g，白芍 9g，炙甘草 3g。

中成药：疏肝解郁胶囊口服，每次 0.72g，每日 2 次。

食疗：远志 15g，炒枣仁 15g，枸杞子 15g，大米 150g，共煮成粥。

穴位保健：按揉百会、内关、太冲、膻中、期门穴，每日 3 次，每次每穴 1 分钟。

心神失养型

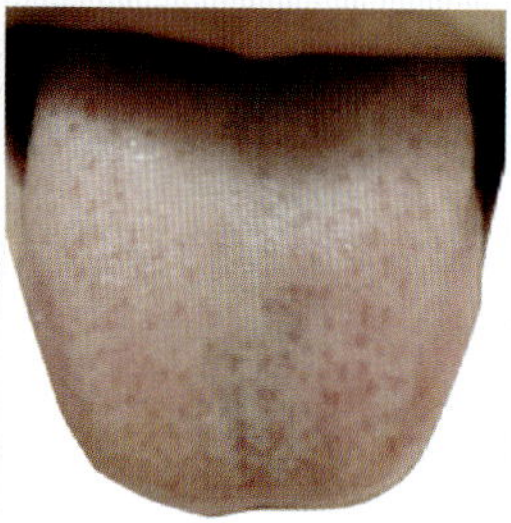

舌象特征

舌质淡。

●症状

精神恍惚，心神不宁，多疑易惊，喜悲善哭，时时欠伸，或手舞足蹈，骂詈躁扰，脉弦。

●分析

营阴暗耗不能荣养舌体，故见舌淡。

●治疗

甘麦大枣汤：浮小麦 15g，炙甘草 9g，大枣 6g。

中成药：解郁安神颗粒，开水冲服，每次1袋，每日2次。

食疗：小麦30g，大枣10枚，甘草10g，水煎。每日早、晚各服1次。

穴位保健：按揉百会、内关、太冲、通里、三阴交穴，每日3次，每次每穴1分钟。

心脾两虚型

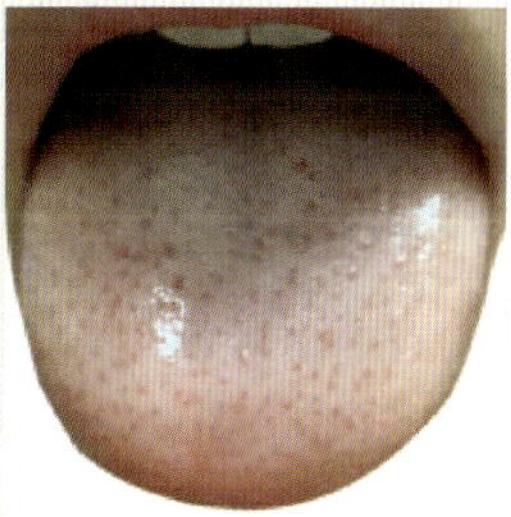

舌象特征

舌淡，苔薄白。

●症状

多思善虑，心悸胆怯，失眠健忘，头晕神疲，面色无华，纳差，脉细弱。

●分析

脾虚血亏，不能营养舌体，故见舌淡；胃仍有生发之气，故见苔薄白。

●治疗

归脾汤：党参9g，龙眼肉9g，黄芪15g，白术12g，当归9g，酸枣仁12g，茯苓12g，远志9g，木香6g，甘草6g。

中成药：补血宁神片口服，每次5片，每日3次。

食疗：莲子20g，龙眼肉20g，百合20g，大米150g，水煎服，早、晚各1次。

穴位保健：按揉百会、内关、太冲、足三里、三阴交穴，每日3次，每次每穴1分钟。

陈教授说

抑郁是一种常见的心理健康问题，可能对个人的情绪、心理和生活产生负面影响，但是抑郁并不是不可战胜的。通过一些心理疏导的方法，可以帮助自己走出抑郁的阴影，重获内心的平静和快乐。日常保健很重要，具体可采取以下措施。

建立健康的生活习惯：培养规律的作息时间，保证充足的睡眠和均衡的饮食。合理安排时间，适当锻炼身体，释放压力，促进身心健康。

培养兴趣爱好：尝试着参与那些感到开心和放松的活动，例如阅读、绘画、听音乐等，这些兴趣爱好可以帮助转移注意力，增加快乐。

认识自己的情绪：了解抑郁情绪的来源和触发因素，进行情绪管理和调适。有意识地观察和理解自己的情绪，寻找适合自己的解决方案。

做积极的自我对话：意识到负面的自我对话是抑郁情绪加重的原因之一，学会用积极的眼光看待自己和周围的事物，用鼓励和希望的声音对待自己。

学会应对压力：发展有效的应对策略，如深呼吸、冥想、放松训练等。这有助于降低压力水平，并提升情绪的稳定性。

设定小目标：将大目标分解成小目标，逐步实现。每次完成一个小目标，都会给予自己一份成就感和动力，提升自信心。

建立社交网络：参加一些社交活动，扩大社交圈子。与他人分享快乐和困扰，互相支持和鼓励。

寻求专业帮助：如果抑郁情绪持续存在或变得严重，建议咨询专业心理咨询师或医生，他们可以提供针对个人情况的专业建议和治疗方法。

梅核气[1]

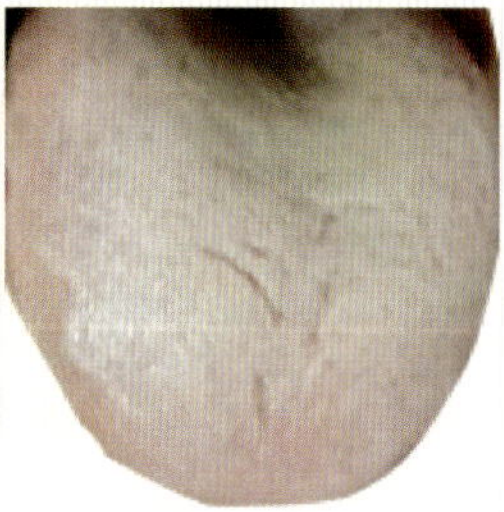

舌象特征
苔白腻。

●症状

精神抑郁，胸部满闷，胁肋胀满，咽中如有异物梗塞，吞之不下，咯之不出，脉弦滑。

●分析

气机郁结，湿浊痰饮停于舌面，故见苔白腻。

●治疗

半夏厚朴汤：法半夏 9g，厚朴 9g，生姜 3g，紫苏叶 9g，茯苓 12g。

中成药：复方草珊瑚含片口服，每次 1g，每隔 2 小时 1 次，每日 6 次。

食疗：玫瑰花 6g，菊花 6g，陈皮 6g，放茶盅内，冲入沸水，加盖焖片刻，代茶饮。

穴位保健：按揉百会、内关、太冲、丰隆、阴陵泉、廉泉、天突穴，每日 3 次，每次每穴 1 分钟。

[1] 梅核气一词见于《金匮要略》，是指咽喉不舒，有如梅核堵塞，吞之不入，吐之不出，故得此名。

陈教授说

预防梅核气的关键是保持愉悦心情。梅核气是情绪失常而导致的功能性病变，因此消除思想顾虑、避免情绪紧张对疾病的预后非常有利。由于肝气不舒，木郁乘土，脾失健运，痰湿内生，最终形成痰气互结，阻于咽喉，所以，在疏肝解郁的同时，也要注重调理脾胃，做好健脾除湿、行气化痰。比如饮食上可以多吃山楂、陈皮、胡萝卜、芫荽等。体育锻炼既能促进气血流转，又能排解压力、保持身心健康，对于改善肝郁脾虚的体质非常有好处。

口干

肺热津伤型

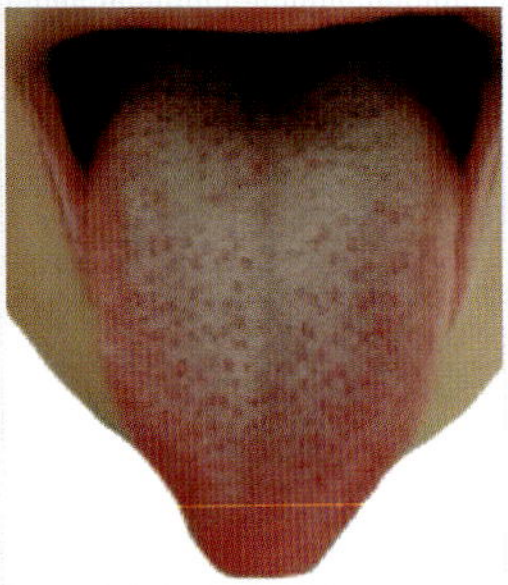

舌象特征

舌边、舌尖红，苔薄黄。

● 症状

口渴多饮，口舌干燥，尿频量多，烦热多汗，脉洪数。

● 分析

热袭肺卫，蓄热内蒸，故见舌边尖红；热灼津伤，故见苔薄黄。

● 治疗

消渴方：天花粉 30g，葛根 15g，麦冬 15g，生地黄 15g，藕汁 20g，黄连 15g，黄芩 15g，知母 15g。

中成药：消渴灵丸口服，每次 16 丸，每日 3 次。

食疗：苦瓜 100g，葱、植物油、盐、味精各适量。常法炒熟。

穴位保健：按揉太溪、三阴交、太渊、少府穴，每日 3 次，每次每穴 1 分钟。

肾阴亏虚型

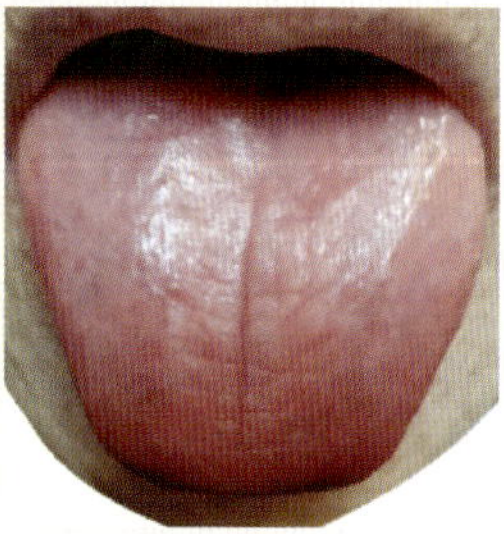

舌象特征

舌红，苔少。

●症状

尿频量多，混浊如脂膏，或尿甜，腰膝酸软，乏力，头晕耳鸣，口干唇燥，皮肤干燥，瘙痒，脉细数。

●分析

肾阴虚火旺，灼伤津液，津液不足以上承，可见舌红少苔。

●治疗

六味地黄丸：熟地黄 15g，山茱萸 12g，山药 12g，茯苓 9g，牡丹皮 9g，泽泻 9g。

中成药：六味地黄丸口服，每次 6g，每日 2 次。

食疗：枸杞子 10g，桑椹 5g，泡水代茶饮。

穴位保健：按揉太溪、三阴交、复溜、太冲穴，每日 3 次，每次每穴 1 分钟。

陈教授说

当吃一些比较咸的食物时，身体会通过肾脏将多余盐分排出，在此过程会消耗大量水分，出现口干现象，因此及时饮水可以缓解口干症状。平时要注意清淡饮食，避免吃一些太咸的食物。当剧烈运动之后出现口干的现象，与运动过程当中汗腺排出的汗液量过多，导致水分丢失有关，此时可以适当增加饮水量来改善症状。

除了以上常见情况，口干还可见于糖尿病、尿崩症、干燥综合征等原因，需要及时就医治疗。任何原因导致的口干都需要引起重视。

鼻　血

热邪犯肺型

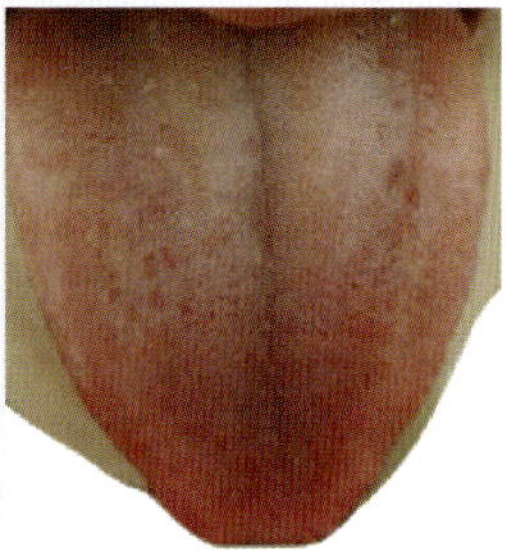

舌象特征

舌红，苔薄。

●症状

鼻腔干燥，衄血，口干咽燥，或兼有身热，恶风，头痛，咳嗽，痰少，脉数。

●分析

燥热伤肺，血热妄行，故见舌红；病情轻浅，未伤及胃气，故见苔薄。

●治疗

桑菊饮：桑叶 12g，菊花 12g，薄荷 9g，连翘 9g，桔梗 9g，杏仁 9g，

芦根 12g，甘草 6g。

中成药：羚羊清肺丸口服，每次 6g，每日 3 次。

食疗：鲜藕适量，蜂蜜 15~30g。将鲜藕洗净，榨汁 100~150mL，加入蜂蜜调匀，代茶频饮。

穴位保健：按揉迎香、孔最、肩井、太溪穴，每日 3 次，每次每穴 1 分钟。

气血亏虚型

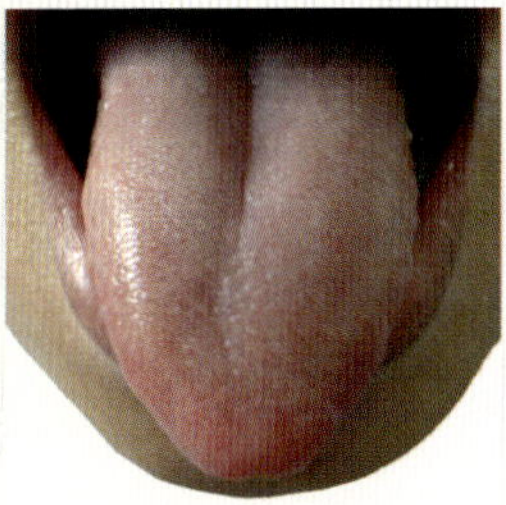

舌象特征

舌淡。

●症状

鼻血淡红，或兼齿衄、肌衄，伴神疲乏力，面色白，头晕心悸，夜寐不宁，脉细无力。

●分析

气血亏虚不能上荣舌体，故见舌淡。

●治疗

归脾汤：黄芪 12g，党参 12g，白术 12g，茯苓 12g，当归 12g，酸枣仁 9g，远志 6g，龙眼肉 9g，木香 6g，甘草 6g，生姜 3g，大枣 6g。

中成药：可选用局部喷洒云南白药或用棉花蘸青黛粉塞入鼻腔止血。

食疗：取龙眼肉 8~15g，将白糖参 10~15g 单煎取汁，然后同大枣 3~5g，粳米 50~100g 一并煮粥，每日 1 剂。

穴位保健：按揉迎香和足三里穴，每日 3 次，每次每穴 1 分钟。

陈教授说

反复少量鼻出血时，要按时用盐水喷鼻和油膏涂鼻腔，防止干燥出血。预防鼻出血，应少食辛辣、火锅等热性的食物，少食巧克力、曲奇饼、薯条，以及瓜子、花生等炒货干货等易产生燥热的食物。多吃苦瓜、绿豆汤、火龙果等。保持室内空气清新，适当开窗通风换气，避免因空气过于干燥诱发鼻出血。

老年性鼻出血患者多伴有高血压、冠心病、支气管炎等，应定期防治原发病，必须针对病因进行相应的治疗，尤其是高血压患者，必须尽快将血压控制到正常或接近正常的水平，观察病情变化，并及时到医院就诊。对于儿童鼻出血患者应纠正患儿挖鼻、揉鼻、放置异物等易导致鼻腔黏膜损伤的不良习惯。

便　血

肠道湿热型

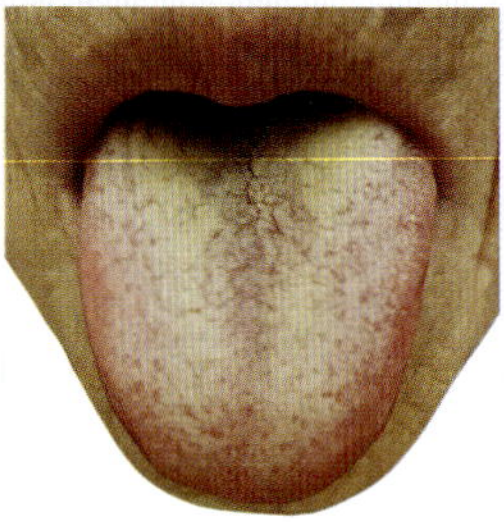

舌象特征

舌质红，苔黄腻。

•症状

大便带血，血色红黏稠，伴大便不畅或稀溏，或有腹痛，口苦，脉濡数。

●分析

湿热蕴结，舌红乃有热邪之征象；湿浊内蕴，郁而化热，停聚舌面，故见苔黄腻。

●治疗

地榆散合槐角丸：地榆 12g，黄连 9g，水牛角 15g，茜根 12g，黄芩 9g，栀子 12g，槐角 9g，当归 12g，防风 9g，枳壳 12g。

中成药：槐角丸口服，每次 9g，每日 2 次。

食疗：鲜荷蒂 5 枚，冰糖少许。鲜荷蒂洗净剪碎，加水煮 1 小时取汁，再加冰糖温饮。

穴位保健：按揉孔最和大肠俞穴，每日 3 次，每次每穴 1 分钟。艾灸大横和血海穴，早、晚各 10~15 分钟。

气虚不摄型

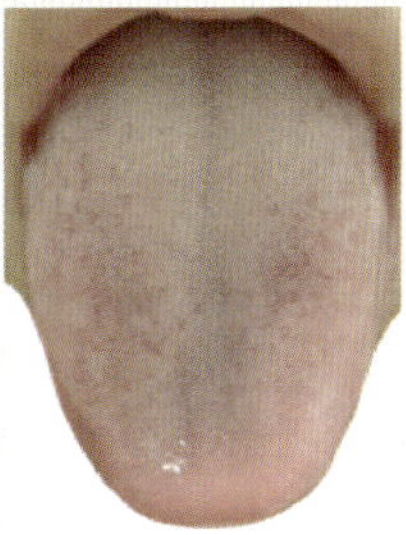

舌象特征

舌淡。

●症状

大便带血，色淡红或紫暗不稠，伴倦怠食少，面色萎黄，心悸少寐，脉细。

●分析

中气亏虚，不能统摄血液，血液不能上荣舌体，故见舌淡。

●治疗

归脾汤：黄芪 15g，党参 12g，白术 12g，茯苓 12g，当归 12g，木香 6g，甘草 6g，酸枣仁 9g，龙眼肉 9g，远志 9g。

中成药： 归脾丸用温开水或生姜汤送服，每次 6~9g，每日 3 次。

食疗： 党参 3~6g，大枣 8~15 枚，粳米 15~30g。将大枣去核，与党参、粳米一同放入砂锅中，加适量清水煮成粥。

穴位保健： 艾炷灸中脘、气海穴，每日 1 次，每穴灸 7 壮，10 日为一疗程。

陈教授说

便血的发生与多种疾病相关，出现便血症状后，应及时就医，针对病因进行对症治疗。对于一些良性疾病，是比较容易治愈的；对于恶性疾病，如果发现及时，预后相对较好。

日常生活中，我们也要注意自己的生活习惯，预防便血。应少食辛辣、煎炒、油炸、烈酒等刺激性食物，多食水果、蔬菜等润肠通便的食物。每日早晨起床喝一杯温盐水或白开水，以促进肠蠕动。尽量避免久站久坐，适当增加运动，特别是提肛运动。同时确保每日排便通畅，如果有便秘或腹泻症状要积极治疗。控制每次排便时间不宜过长，以 5 分钟左右为宜；便前便后有条件者可坐浴熏蒸，保持肛门的清洁。

潮　热

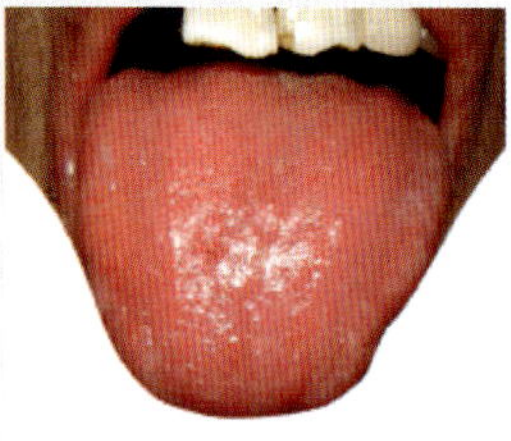

舌象特征

舌质红，或有裂纹，苔少甚至无苔。

●症状

午后潮热，或夜间发热，不欲近衣，手足心热，烦躁，少寐多梦，盗汗，口干咽燥，脉细数。

●分析

阴虚火旺，煎灼津液，津液亏虚，故可见舌红或有裂纹，苔少甚至无苔。

●治疗

清骨散：银柴胡 12g，知母 9g，胡黄连 6g，地骨皮 15g，青蒿 15g，秦艽 6g，鳖甲 9g，甘草 3g。

中成药：玄麦甘桔颗粒，开水冲服，每次 10g，每日 3~4 次。

食疗：新鲜百合 1000g 洗净，晒干或烘干，研粉。百合粉、藕粉各一匙，冲泡加白糖适量拌匀服食，每日 2 次。

穴位保健：按揉太溪、三阴交、阴谷穴，每日 3 次，每次每穴 1 分钟。

陈教授说

潮热的发生多与身体内阴阳失调有关，其中阴虚火旺者占大多数，多见于围绝经期女性。防治潮热可以从以下几个方面入手：饮食上，避免抽烟、喝酒及摄入过多辛辣、煎炸、油腻的食物；心态情绪上，保持较为平和的心态，避免不良情绪刺激，忌大喜、大怒、大悲、大惊。可采用放松和沉思方式，如喝一杯凉水、做瑜伽、听舒缓的音乐等，都可以有效缓解潮热症状。亦可在中医师的指导下，选用具有滋补肾阴作用的药物，如灵芝、银耳、山药、熟地黄、何首乌、枸杞子、女贞子、山茱萸等调养身体。

腰　酸

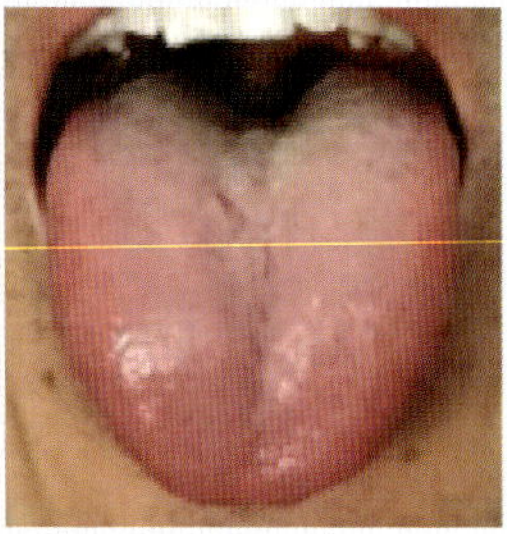

舌象特征

舌红，少苔。

●症状

腰膝酸软，或畏寒肢冷，阳痿遗精，或头晕目眩，骨蒸潮热，面色潮红，心烦口干，失眠，脉细数。

●分析

风寒湿邪痹阻经脉，日久则耗伤气血，损伤肝肾，肝肾阴虚则舌红，少苔。

●治疗

独活寄生汤：独活 9g，细辛 3g，防风 9g，秦艽 9g，肉桂 3g（后下），桑寄生 12g，杜仲 9g，怀牛膝 9g，当归 9g，川芎 9g，生地黄 12g，白芍 9g，党参 9g，茯苓 9g，炙甘草 6g。

中成药：独活寄生丸口服，每次 6g，每日 2 次。

食疗：生地黄 15g，乌鸡半只，共炖汤。

穴位保健：每日按压腰阳关、肾俞、大肠俞、命门、委中穴，每次每穴 1 分钟。

陈教授说

中医认为“腰为肾之府”，肾主骨生髓，骨髓为肾精所化。肾虚引起精气亏虚，使骨髓不充足，不能濡养骨骼，就会出现腰酸、腰痛的症状。故调养肾脏，充足的休息和适当的进补、食疗调养对腰酸症状的改善有很大的帮助。此处讨论的内容是针对肝肾两虚型的腰酸。然而，不只是肾虚会导致腰酸，一些其他原因，比如运动过量或缺乏运动、长期维持不良的身体姿势、妇科疾病等因素，都有可能导致腰酸。

首先，应采取积极的预防措施，如避免感受风寒湿热之邪、改变不良坐姿、坚持适当运动等，以减少腰酸的发生；对于已经腰酸日久的人群，应积极采取治疗性干预措施，以预防疾病的进一步加重和继发病症的发生。病后调摄护理方面，需做好防寒保暖等工作，预防跌仆损伤等，视病情适当对患处进行药物热熨、冷敷等。亦可配合针灸、按摩等进行治疗。鼓励和帮助患者进行相应的功能锻炼，有助于康复。

高血压

肝阳上亢型

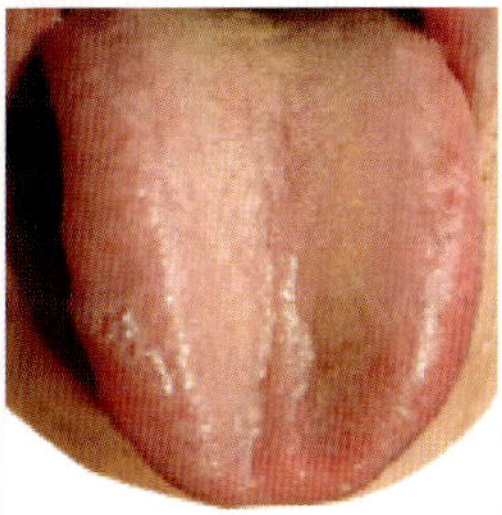

舌象特征

舌红，苔薄黄。

●症状

血压升高，头晕头痛，口干口苦，面红目赤，烦躁易怒，大便秘结，小便黄赤，脉弦细有力。

●分析

肝阳上亢，肝气郁结，火随气升，上承于舌，故见舌红，苔薄黄。

●治疗

天麻钩藤饮：天麻 9g，川牛膝 12g，钩藤 12g，石决明 18g，栀子 9g，杜仲 9g，黄芩 9g，益母草 9g，桑寄生 9g，夜交藤 9g，茯神 9g。

中成药：泻青丸口服，每次 1 袋（7g），每日 2 次。

食疗：牡蛎粉 12g，鲫鱼 200g，豆腐 200g，鸡汤 500mL，酱油 10g，青菜叶 100g。把酱油、盐、绍酒抹在鲫鱼身上，将鲫鱼放入炖锅内，加入鸡汤，放入姜、葱和牡蛎粉，烧沸，加入豆腐，用文火煮 30 分钟后，下入青菜叶即成。

穴位保健：按揉百会、风池、太冲、行间、侠溪穴，每日 3 次，每次每穴 3~5 分钟，以局部产生酸、麻、痛、胀感为度。

痰湿内阻型

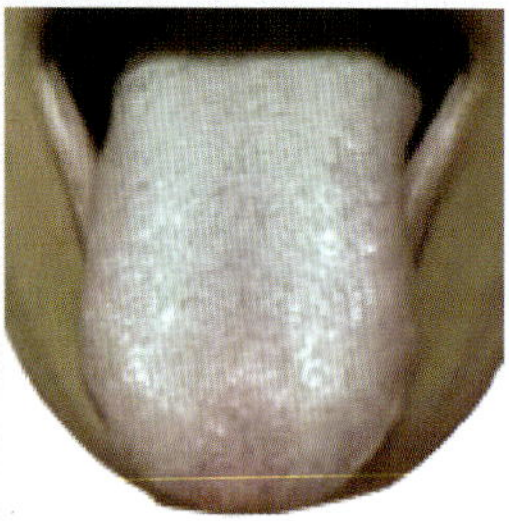

舌象特征

舌胖，边可有齿痕，苔白腻。

●症状

血压升高，头晕，头重如裹，困倦乏力，胸闷，腹胀痞满，少食多寐，呕吐痰涎，肢体沉重，脉濡滑。

●分析

痰浊中阻，胃失和降，不能运化水湿，湿阻于舌，故舌体胖大。牙齿挤压胖大舌体，故边有齿痕。痰浊阻碍脾胃运化，阳虚水湿内停，致苔白腻。

●治疗

半夏白术天麻汤：法半夏9g，白术12g，天麻15g，茯苓12g，橘红9g，大枣6g，生姜3g，甘草3g。

中成药：眩晕宁颗粒，开水冲服，每次8g，每日3~4次。

食疗：菊花10g，槐花10g，绿茶3g，泡水代茶饮。

穴位保健：按揉百会、风池、太冲、丰隆、中脘穴，每日3次，每次每穴3~5分钟，以局部产生酸、麻、痛、胀感为度。

瘀血内阻型

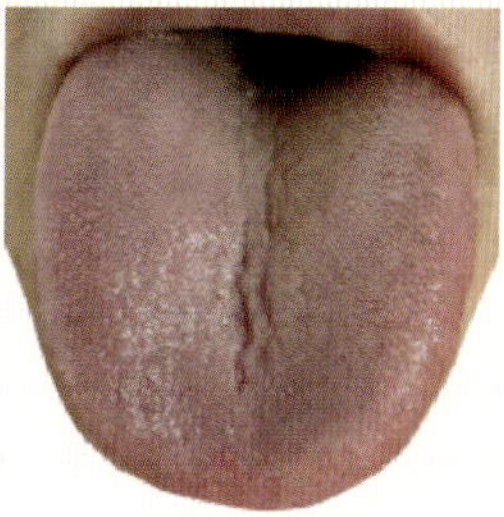

舌象特征 舌质暗，边有瘀斑或瘀点，舌下络脉增粗、紫暗。

●症状

血压升高，头晕头痛，胸闷不适，痛如针刺，脉细或涩。

●分析

瘀血内结，血液运行不畅，故见舌质暗，边有瘀斑或瘀点，舌下络脉增粗、紫暗。

●治疗

通窍活血汤：赤芍3g，川芎3g，桃仁9g，大枣7个，红花8g，老葱3根，鲜姜9g，麝香0.15g。

中成药：心脉通片口服，每次2片，每日3次。

食疗：莲子10g去芯，将莲子放入沸水中煮20分钟，加入山楂20g，中火煮30分钟，将适量白糖加入锅中，待溶化即可。

穴位保健：按揉百会、风池、太冲、膈俞、三阴交穴，每日3次，每次每穴3~5分钟，以局部产生酸、麻、痛、胀感为度。

肾精不足型

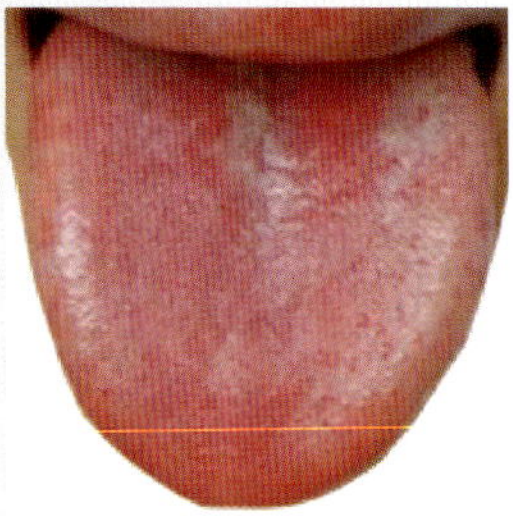

舌象特征

舌质干红，舌苔少或无苔。

●症状

血压升高，头晕目眩，耳鸣健忘，腰膝酸软，咽干口燥，五心烦热，口渴少津，视物昏花，脉细数。

●分析

肾精不足，无法濡润肾阳，以致煎灼津液，津液不能上荣于舌，故可见舌质干红，舌苔少或无苔。

●治疗

左归丸：熟地黄24g，山萸肉12g，山药12g，龟甲（先煎）12g，鹿角胶（烊化）12g，枸杞子12g，菟丝子12g，牛膝9g。

中成药：益龄精口服，每次10mL，每日2~3次。

食疗：黄芪20g，白术20g，龟甲35g，陈皮65g，牛肉700g。将龟甲用米醋炙酥，同诸药布包，牛肉洗净切块，同加清水适量煮沸后，调入葱、姜、椒、盐、米醋、料酒等，文火煨炖至牛肉烂熟，去药包，调味服食。

穴位保健：按揉百会、风池、太冲、肾俞、肝俞穴，每日3次，每次每穴3~5分钟，以局部产生酸、麻、痛、胀感为度。

陈教授说

高血压是全球关注的公共卫生问题，近年来发病率逐步升高。高血压患者对疾病要有正确的认识，平时应按时规律服药，每天监测血压、心率，切不可自行停药或加药。

生活起居调养尤为重要。在临床诊疗中常可发现，季节交替时许多患者的血压会出现较大波动，心脑血管急性事件也在这些时期呈现发病率明显增高的态势。高血压患者应顺应大自然春、夏、秋、冬阴阳变化规律，按四季摄生需求，起居有常。在春季时，要顺应阳气升发的特点，增加运动，也要注意调摄情志。夏季时应注意保养气津，保持心情平静，不宜发怒使阳气过度亢盛，气血上冲。秋季时要顺应养收的特点，增加睡眠时间，使神志安宁平静，避免秋季肃杀之气。冬季时应避寒就暖，保存阳气，多晒太阳，保持神志内藏，减少皮肤汗出，以收藏为本。

饮食宜清淡，低盐低脂饮食。正常成人每日摄入6g食盐为宜，而患高血压病尤其合并有心、肾功能不全者则应减量，一般每日3~4g。在春季应以清淡可口饮食为主，忌食肥甘厚味和生冷油腻之品，多食用新鲜蔬菜如春笋、菠菜、芹菜等，少食辛辣等刺激性食品。在夏季应多食清淡爽口之品，少食油腻之品，多食易消化的食物、新鲜蔬果，适当多吃酸味或辛香的食物以增强食欲，以清热消暑为原则。秋季饮食以清淡滋润为主，食用多汁多浆富含维生素的酸甘之品，如银耳、百合、大枣、桂圆、莲子等。在冬季适当选用具有温热性质食物，以补养阳气，但注意不可太过。

戒烟戒酒，少食辛辣之品，其对高血压患者的危害尤为明显。如烟草中的尼古丁易使人体去甲肾上腺素分泌增加，引起血管痉挛，血压升高；长期大量饮酒，不仅易诱发中风，还会促使内源性（肝）胆固醇合成，血脂升高，引起动脉硬化和加重高血压病。

高血压患者平时要保持情绪稳定，思绪平静，心气和畅，情志愉悦，力戒躁狂激动和情绪过当。正如古人所言：“调息静心，尤如兆雪在心。”平时生活中要坚持轻强度到中强度的运动锻炼，如传统的导引气功、太极拳、健身操、健身舞、步行等。

消渴（糖尿病）

上消（肺热津伤型）

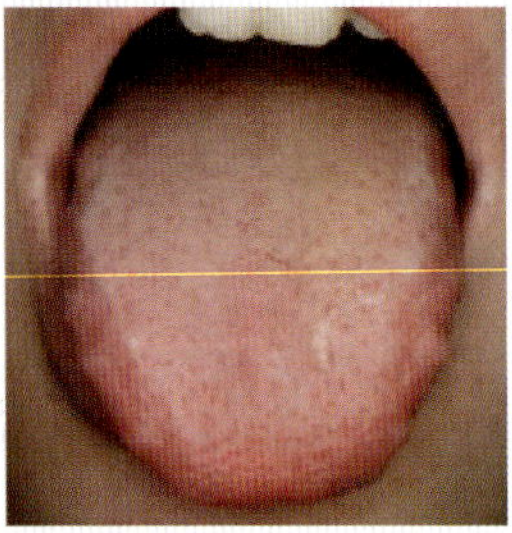

舌象特征

舌尖、边红，苔薄黄。

●症状

口渴多饮，口舌干燥，尿频量多，烦热多汗，脉洪数。

●分析

热袭肺卫，蓄热内蒸，故见舌尖、边红；热灼津伤，故见苔薄黄。

●治疗

消渴方：黄连末 6g，天花粉末 9g，牛乳 30mL，藕汁 50mL，姜汁 10mL，生地黄汁 50mL，蜂蜜 5mL。

中成药：消渴灵丸口服，每次 16 丸，每日 3 次。[1]

食疗：沙参 10g，燕窝 1g，盐 3g。燕窝放入 45 ℃的温水中浸泡发透，洗净；沙参润透切薄片；把燕窝、沙参、盐和适量清水放入蒸杯内；将蒸杯置蒸笼内武火蒸 45 分钟即成。

穴位保健：按揉鱼际、太溪、三阴交、太渊、少府穴，每日早、晚各 1~2 次，每次每穴 3~5 分钟。

---

[1] 孕妇忌服消渴灵丸。

中消（胃热炽盛型）

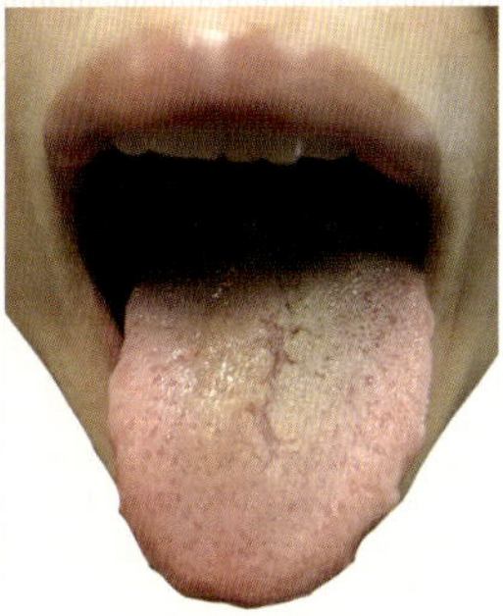

舌象特征

苔黄。

●症状

多食易饥，口渴，尿多，形体消瘦，大便干燥，脉滑实有力。

●分析

胃火上灼津液，津液亏虚，故可见苔黄。

●治疗

玉女煎：生石膏 15g，知母 9g，熟地黄 12g，麦冬 15g，牛膝 15g。

中成药：知柏地黄丸口服，每次 8 丸，每日 3 次。[1]

食疗：北沙参 10g，荸荠 30g，猪肚 50g，料酒 10mL，葱 10g，姜 5g，盐 5g。把猪肚用番石榴或番石榴叶擦洗，除猪肚腥味，洗净，切 3cm 长、2cm 宽的块；荸荠去皮，一切两半；北沙参切片；姜拍松，葱切段；猪肚、北沙参、荸荠、姜、葱、盐、料酒放入炖锅内，加 1000mL 水；炖锅置武火上烧沸，再用文火炖煮 1 小时即成。

穴位保健：按揉内庭、三阴交、胃俞、脾俞、足三里穴，每日早晚各 1~2 次，每次每穴 3~5 分钟。

[1] 孕妇慎服知柏地黄丸。知柏地黄丸不宜与感冒药同时服用。

气阴亏虚型

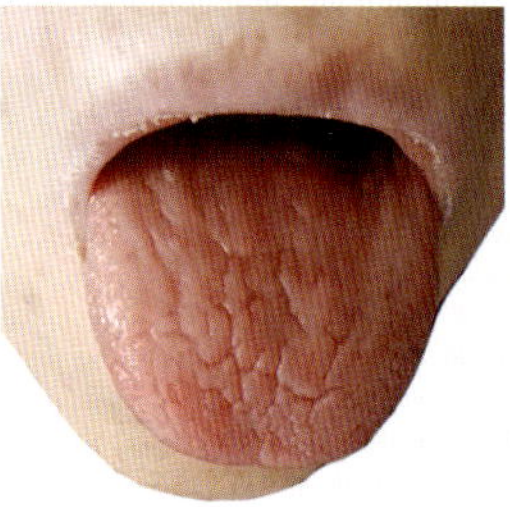

舌象特征

舌淡红，苔白而干。

●症状

口渴引饮，能食与便溏并见，或饮食减少，精神不振，四肢乏力，体瘦，脉弱。

●分析

气虚无以推动运化，上荣舌面，故见舌淡红；阴虚火旺，煎灼津液，则可见苔白而干。

●治疗

七味白术散：人参 6g，茯苓 12g，白术 12g，甘草 3g，木香 6g，葛根 15g，藿香 12g。

中成药：生脉饮口服，每次 1 支（10mL），每日 3 次。[1]

食疗：白扁豆 30g，水鸭肉 100g，白菜 100g，盐 5g，葱花 5g，料酒 10mL，酱油 10mL。水鸭肉切 2cm 见方的块；白菜洗净切 3cm 长段；葱切花，白扁豆洗净，去泥沙；水鸭肉放入碗中，放入葱花、盐、料酒、酱油，腌渍 30 分钟；白扁豆放入锅中，加 1000mL 水，放入水鸭肉、白菜、葱花；锅置武火烧沸，再用文火炖煮 1 小时即成。

穴位保健：按揉足三里、三阴交、胃俞、脾俞、肾俞穴，每日早、晚各 1~2 次，每次每穴 3~5 分钟。

[1] 服生脉饮时，忌油腻食物。凡脾胃虚弱、呕吐泄泻、腹胀便溏、咳嗽痰多者慎用生脉饮。

下消（肾阴亏虚型）

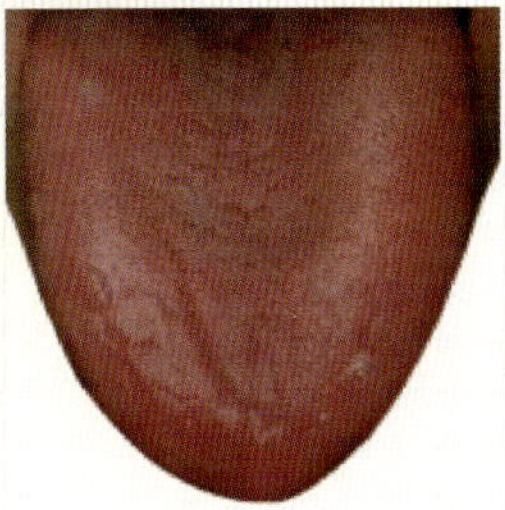

舌象特征

舌红，苔少。

●症状

尿频量多，混浊如脂膏，或尿甜，腰膝酸软，乏力，头晕耳鸣，口干唇燥，皮肤干燥，瘙痒，脉细数。

●分析

肾阴虚火旺，上灼津液，可见舌红，苔少。

●治疗

六味地黄丸：熟地黄24g，山茱萸12g，山药12g，茯苓9g，牡丹皮9g，泽泻9g。

中成药：六味地黄丸口服，大蜜丸每次1丸，每日2次。[1]

食疗：黄精12g，红枣5颗，水发海参50g，火腿20g，水发冬菇20g，酱油10mL，盐3g，鸡汤200mL。水发海参洗净，顺着切成长条；红枣洗净去核；黄精切片，火腿切片，冬菇切薄片；海参装入蒸盆内，抹上盐、酱油，把冬菇、红枣、黄精放在海参上面，火腿放在海参旁边，放入鸡汤；海参盆置蒸笼内，用武火蒸45分钟即成。每3日1次。

穴位保健：按揉太溪、三阴交、复溜、太冲、涌泉、关元穴，每日早、晚各1~2次，每次约3~5分钟。

[1] 孕妇慎服六味地黄丸。六味地黄丸不宜和感冒药同时服用。

阴阳两虚型下消

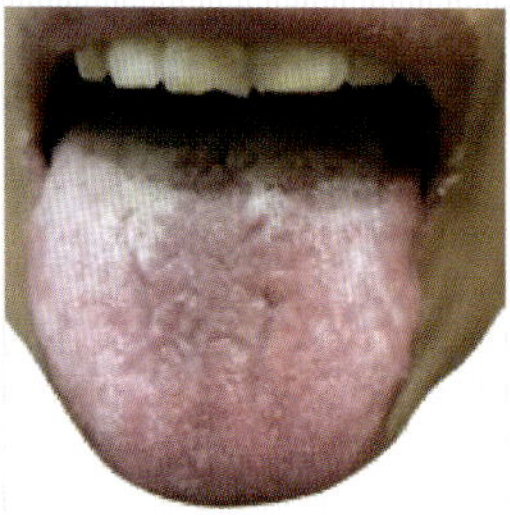

舌象特征

舌苔淡白而干。

●症状

小便频数，混浊如膏，甚至饮一溲一，面容憔悴，耳轮干枯，腰膝酸软，四肢欠温，畏寒肢冷，阳痿或月经不调，脉沉细无力。

●分析

肾阴阳俱虚，运血无力，气血不得上荣，故见舌质淡白；阴虚灼津，故见舌质干。

●治疗

金匮肾气丸：炮附子 6g（先煎），桂枝 9g，干地黄 9g，山茱萸 12g，山药 12g，茯苓 15g，牡丹皮 12g，泽泻 12g。

中成药：金匮肾气丸口服，每次 20~25 粒（4~5g），每日 2 次。[1]

食疗：肉苁蓉、山药、薏苡仁各适量，煮粥食，每日 2 次。

穴位保健：按揉太溪、太冲、肝俞、肾俞、脾俞穴，艾灸中极、命门、气海、关元穴。

[1] 忌房欲、气恼；忌食生冷物；孕妇忌服金匮肾气丸。

陈教授说

糖尿病病变与中医所言消渴病接近，其基本病机是阴虚火旺。糖尿病影响广泛，涉及多个脏腑，未及时医治以及病情严重的患者，可引起多种器官尤其是眼、心、血管、肾、神经损害或器官功能不全或衰竭，严重影响患者生活质量。所以及时发现、规范治疗非常重要。

糖尿病发生时，首先应节制饮食，控制碳水化合物和脂肪的摄入，增加蔬菜、水果和全谷物的摄入，限制糖分和饱和脂肪（如奶油、奶酪、黄油）的摄入。同时适量增加运动也很关键，《诸病源候论》提出，消渴患者应先行一百二十步，多者千步，然后食；王焘亦云，“消渴病人不欲饱食而卧，终日久坐……人欲小劳，但不可强所不能堪耳”。这与现代医学的研究不谋而合，建议糖尿病患者每周至少进行150分钟中等强度的运动（如快走、慢跑、骑自行车等），尽可能保持适当的体重。

确诊糖尿病后，患者易出现紧张、焦虑、悲观、恐惧等情绪，医生及家属应劝慰开导，解除其思想顾虑，避免过度忧思，耗伤心血，加重阴虚。生活中除需要规律服药、监测血糖、合理饮食、规律作息外，还需要留意可能的糖尿病症状，如口渴、尿频、不明原因的体重下降、伤口愈合缓慢、视力模糊、足部痈疽等，这些可能是糖尿病加重的表现，需要咨询专业医疗人员。

痛　风

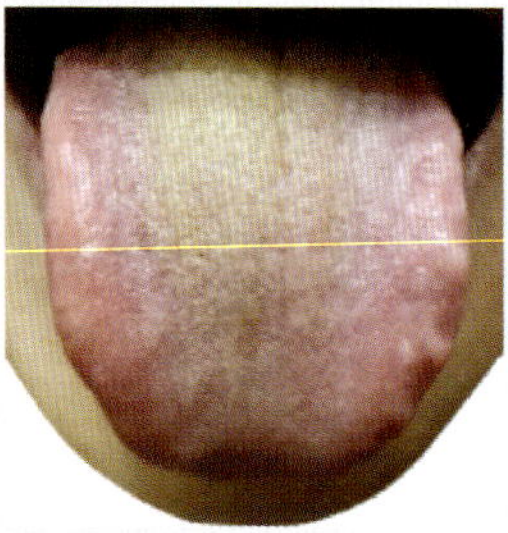

舌象特征

舌质红，苔黄腻。

●症状

多表现为突发的关节红肿热痛，压痛明显，活动受限，可伴有发热头痛。

●分析

风湿之邪阻滞经络，影响经气运行，蕴久化热，热盛则见舌质红；苔黄腻为湿热内阻之象。

●治疗

四妙丸：苍术 10g，牛膝 10g，黄柏 10g，薏苡仁 20g。

白虎加桂枝汤：知母 10g，甘草 6g，石膏 30g，粳米 10g，桂枝 10g。

中成药：痛风定胶囊口服，每次 4 粒，每日 3 次。

食疗：赤小豆 30g，薏苡仁 30g，粳米 50g，洗净加水，一同熬成粥。

穴位保健：按揉足三里、三阴交、阴陵泉、合谷、曲池、血海穴，每日 1 次。

陈教授说

痛风病，属中医所言“痹证”“历节病”的范畴。现代医学认为，痛风是由于高尿酸血症引起的。对于痛风急性期的治疗主要是抗炎镇痛，常用药有秋水仙碱、解热镇痛药、非甾体抗炎药、糖皮质激素和其他镇痛药，缓解期主要是促进尿酸排泄及抑制尿酸生成，常用药物有非布司他、别嘌醇及苯溴马隆等，上述药物的作用机制明确，但是也存在胃肠道反应、影响肝肾功能等问题。

中医治疗痛风，认为其本质为本虚标实，本虚常以脾肾不足多见，标实常以湿、浊、热、痰、瘀多见，故治疗当以脾胃为主，将健脾利湿贯穿整个治疗过程，并加以补益肝肾之品，以期“正气存内、邪不可干”之功效。在日常生活中，痛风患者应该注意下面几个方面。

调整饮食：避免高嘌呤食物，如红肉、内脏、某些海鲜（如虾、蟹），以及富含酵母的食物和饮料。增加摄入低嘌呤食物，如蔬菜、全谷物和低脂乳制品。适当增加饮水，可以帮助稀释尿酸并促进其排出。

限制酒精：酒精尤其是啤酒和烈酒可以增加尿酸产生和降低尿酸排泄。减少酒精摄入对于控制痛风非常重要。

控制体重：保持健康的体重有助于降低血尿酸水平。如果需要减肥，应选择健康、缓慢的减重方式。

适时就诊：在医生的指导下使用药物，定期检查血尿酸水平和进行健康检查，以监控病情和调整治疗方案。

小儿感冒

风寒型

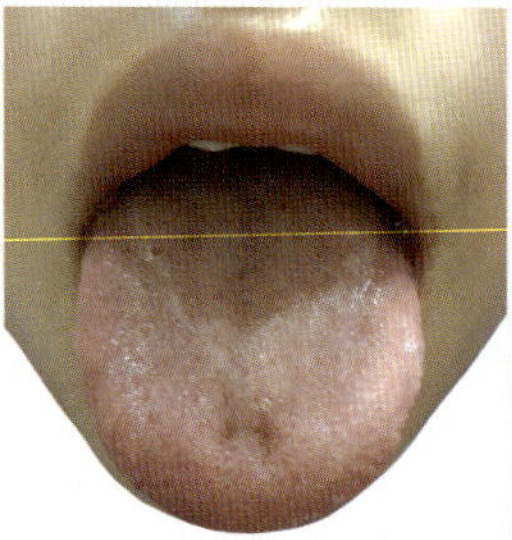

舌象特征

感受风寒邪气的时候舌象一般不会有明显的表现，此时舌象一般还是淡红舌，薄白苔。

●症状

恶寒，发热，无汗，头痛，身痛，鼻流清涕，喷嚏，咳嗽，口不渴，咽无红肿及疼痛，脉浮紧，指纹浮红。

●分析

风寒邪气初犯，尚未深入，未在舌象上体现，故舌象可表现为正常舌象。

●治疗

荆防败毒散：荆芥 6g，防风 6g，羌活 6g，紫苏叶 6g，桔梗 6g，前胡 6g，甘草 3g。

中成药：风寒感冒颗粒冲服，每次 1 包，每日 2 次。

食疗：葱白、生姜、大米各适量，熬粥服。

穴位保健：取大椎、风门、肺俞穴。用艾条依次灸治，每穴 5~10 分钟，以表面皮肤潮热为宜，每日 1~2 次。

风热型

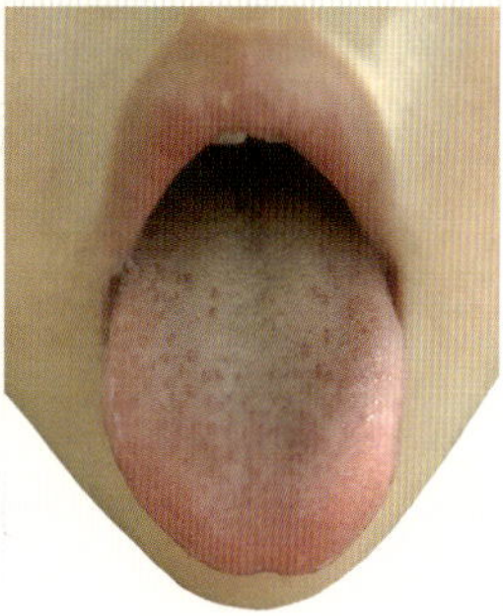

舌象特征

舌质红，苔薄黄。

●症状

发热重，恶风，有汗或少汗，头痛，鼻塞流浊涕，喷嚏，咳嗽，痰稠色白或黄，咽红肿痛，口干渴，脉浮数，指纹浮紫。

●分析

风热之邪，由口鼻而入，灼于舌面，故见舌红，苔薄黄。

●治疗

银翘散：金银花 6g，连翘 6g，薄荷 3g，桔梗 6g，牛蒡子 3g，大青叶 3g，荆芥 6g，淡豆豉 3g，芦根 6g，竹叶 6g。

中成药：风热感冒颗粒口服，一次 1 包，一日 2 次，饭后服用。

食疗：桑叶 3g，杭白菊 3g，薄荷 3g，芦根 3g，代茶饮。

穴位保健：按揉大椎、曲池、外关、合谷穴。头痛加太阳穴，咽喉痛加少商穴。每日 1~2 次。

陈教授说

小儿感冒发生的病因，以感受风邪为主，风为百病之长，常夹寒、热、暑、湿、燥邪及时邪疫毒等邪气而致病。若小儿正气不足，并遇气候变化、寒温交替、调护失宜等诱因，六淫之邪均可乘虚而入，发为感冒。

小儿脏腑娇嫩，传变迅速，除发病需要及时就医之外，日常调护也十分重要。平时应经常带小朋友户外活动，呼吸新鲜空气，多晒太阳，加强锻炼。随气候变化，及时增减衣服。避免与感冒患者接触，感冒流行期间少去公共场所。居室保持空气流通、新鲜。每天可用食醋加水熏蒸 1 次，进行空气消毒。饮食宜清淡、易消化，忌食辛辣、冷饮、肥甘厚味，小朋友们喜欢的零食、冰激凌等食物也需要控制。

小儿肺炎

风寒闭肺型

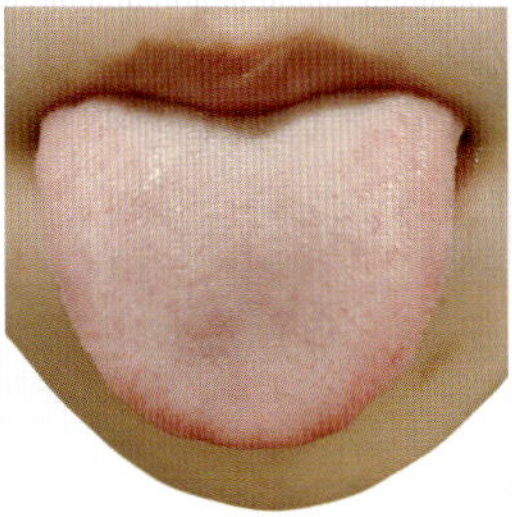

舌象特征

舌质不红，苔薄白。

●症状

恶寒发热，无汗，呛咳气急，痰白而稀，口不渴，咽不红，脉浮紧，指纹浮红。

●分析

风寒之邪犯表，入里犯肺，上犯于舌，寒性收引，故舌不红，苔薄白。

●治疗

华盖散：蜜麻黄 6g，杏仁 6g，甘草 3g，桑白皮 6g，紫苏子 6g，茯苓 9g，陈皮 9g。

中成药： 通宣理肺口服液口服，每次 1 支，每日 2 次。

食疗： 紫苏、陈皮、白萝卜片各适量，同入锅内，加水适量同煎煮，去渣取汁，加红糖适量调匀，每日早、晚各 1 次，趁热温服。

风热闭肺型

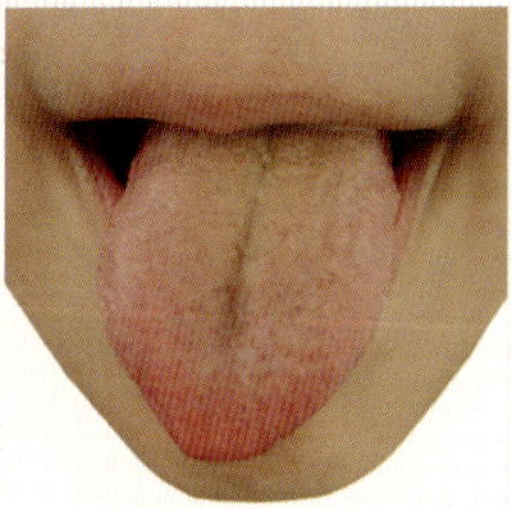

舌象特征

舌红，苔薄白或黄。

●症状

发热恶风，微有汗出，咳嗽气急，痰多，痰黏稠或黄，口渴咽红，脉浮数，指纹浮紫或紫滞。

●分析

风热之邪，由口鼻而入，入里犯肺，热灼舌面，故见舌红，苔薄黄。

●治疗

银翘散合麻杏石甘汤加减： 金银花 6g，连翘 6g，淡豆豉 3g，牛蒡子 6g，薄荷 3g，荆芥 6g，桔梗 6g，甘草 3g，竹叶 6g，芦根 6g，蜜麻黄 6g，苦杏仁 6g，石膏 9g。

中成药： 小儿咳喘灵泡腾片，温水泡服，每次 1 片，每日 1~2 次。

食疗： 生姜自然汁 1 杯，鲜竹沥 2 杯，粳米 50g。先用粳米熬粥，待粥成之后加入生姜与竹沥汁，和匀后略煮片刻，不拘时食之。

穴位保健： 揉大椎、合谷、曲池穴，每穴 3 分钟，每日 1 次。

陈教授说

小儿肺炎是小儿时期常见的肺系疾病之一，以发热、咳嗽、气促、痰鸣为主要临床特征。本病一年四季均可发生，但多见于冬春季节；任何年龄均可患病，年龄越小，发病率越高，病情越重。本病若治疗及时得当，一般预后良好；若发生变证，则病情危重。

因此，必须重视日常调护，积极锻炼身体，预防急性呼吸道感染；加强营养，防止佝偻病及营养不良是预防重症肺炎的关键；保持室内空气流通，室温以18~20℃为宜；呼吸急促时，应保持气道通畅，必要时吸痰；咳嗽剧烈时可抱起小儿轻拍其背部，促进痰液排出。若伴呕吐时，应防止呕吐物吸入气管。

小儿乳蛾（扁桃体炎）

风热犯肺型

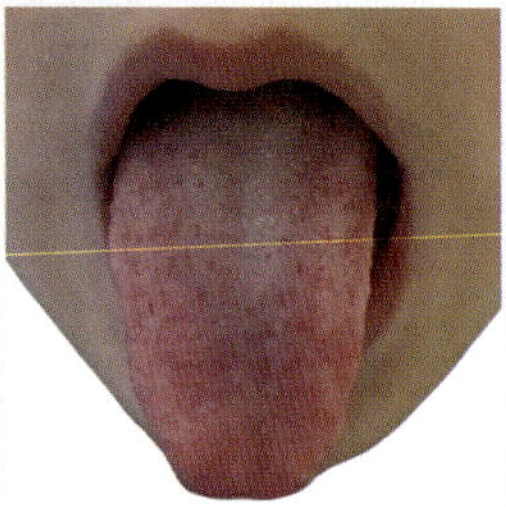

舌象特征

舌红，苔薄黄。

●症状

咽痛，渐加剧，咳嗽、吞咽加重，咽干灼热或痒，轻度吞咽困难，伴发热微恶寒，头痛鼻塞，咳嗽咯痰，喉核及周围黏膜红肿，尚未化脓，颌下淋巴结肿大压痛。

●分析

风热邪毒犯肺，咽喉为肺卫之门户，搏结咽喉，其邪尚在表，风热在肺卫，可见舌红，苔薄黄。

●治疗

银翘马勃散加减：金银花 9g，连翘 9g，马勃 3g（布包），射干 6g，牛蒡子 6g，薄荷 3g，蝉蜕 3g，桔梗 6g。

中成药：小儿豉翘清热颗粒，开水冲服。每袋 2g。6 个月至 1 岁，1 次 1~2g；1~3 岁，1 次 2~3g；4~6 岁，1 次 3~4g；2~9 岁，1 次 4~5g；10 岁以上，1 次 6g。1 日 3 次。

食疗：金银花 15g，大米 120g，白糖适量。金银花清洗干净后，放入适量的清水中浸泡 5~10 分钟，然后水煎取汁。在金银花的汁水中放入适量的大米，用中火煮成粥，在熟的时候再放入适量的白糖，煮沸即可食用。

穴位保健：用三棱针或粗针点刺少商、商阳穴，放血数滴，每日 1 次。[1]

风寒袭肺型

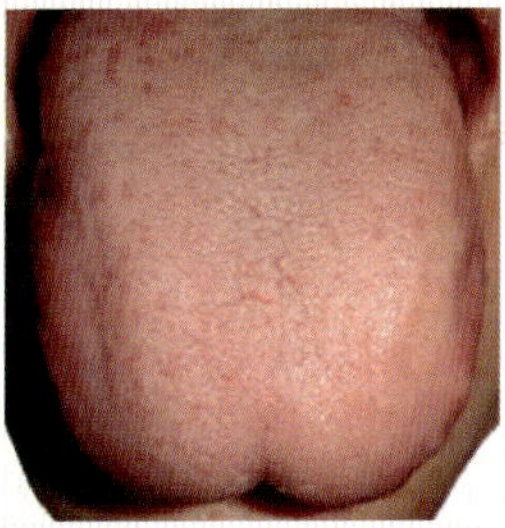

舌象特征

舌淡红，苔薄白。

●症状

咽微痛，轻度吞咽困难，伴发热恶寒，喷嚏，鼻塞涕清，头身疼痛，无汗，喉核淡红稍肿，咽黏膜色淡。

[1] 操作前注意使用碘伏进行表皮消毒，操作后妥善处置针具，防止误伤。

●分析

风寒之邪初袭人体，正气未伤，且寒邪其色本白，故舌象特征尚未发生改变，仍呈现正常人体舌象特点。

●治疗

加味香苏散加减：荆芥 9g，白芷 6g，紫苏叶 6g，陈皮 6g，香附 6g，桔梗 6g，蔓荆子 6g，川芎 6g，甘草 3g，生姜 3g。

中成药：桂枝合剂口服，每次 1~1.5 支，每日 3 次。

食疗：生姜 3g，紫苏叶 3g，红糖适量。先将生姜洗净，切成细丝，与紫苏叶、红糖一并放入瓷杯内，以沸水冲入，加盖浸泡 10 分钟，趁热顿服。

穴位保健：耳穴取扁桃体、咽、肺、脾、肾、内分泌等穴，用王不留行籽贴压，每日 1 次。

肺胃热盛型

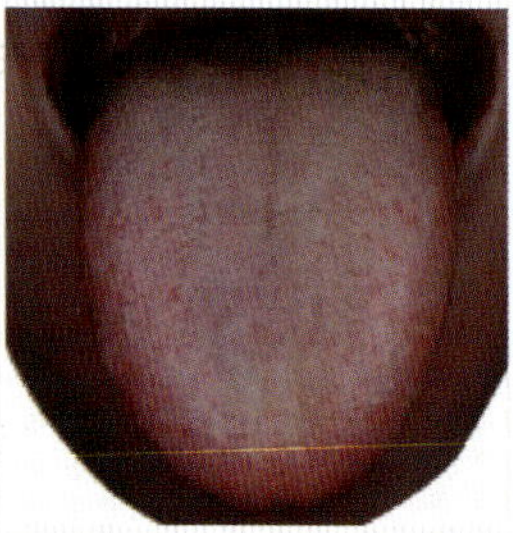

舌象特征

舌红，苔黄或黄腻。

●症状

咽痛明显，吞咽时加剧，牵引耳痛，张口、吞咽困难，伴发热面赤，口渴欲冷饮，口臭，咳吐黄痰，小便短黄，大便秘结，喉核红肿，咽黏膜深红，喉核表面有黄白色脓点，颌下淋巴结肿大压痛。

●分析

外邪未解传入于里，或素体蕴热，蕴结肺胃，致肺胃热毒炽盛，故见舌质红，苔黄或黄腻。

●治疗

清咽利膈汤加减：黄芩6g，黄连6g，金银花6g，石膏15g，连翘6g，栀子6g，牛蒡子6g，玄参6g，薄荷3g，大黄3g，牛膝6g，甘草3g。

中成药：蒲地蓝消炎口服液，每次10mL，每日3次。

食疗：板蓝根15g，金银花15g。将板蓝根与金银花放入水中煮，水沸后代茶饮，按需服用。

穴位保健：按揉合谷、内庭、天突、少泽、鱼际穴。强刺激，每日1次。

陈教授说

小儿乳蛾是指咽部喉核（腭扁桃体）红肿疼痛甚至溃烂为主症的小儿常见肺系疾病。相当于西医急、慢性扁桃体炎。因患儿年龄比较小，扁桃体未发育完全，当乳蛾病发生时，腺体部位会因炎症刺激变得肿大，可能会对孩子的正常呼吸产生阻碍，部分严重者还可能出现休克等症状。此外，小儿乳蛾如果治疗不彻底，还易引发水肿、痹病、心悸等。因此，不可忽视本病的治疗。

在患病时要注意休息，保持室内空气流通、新鲜；饮食宜清淡，以流质为主，多饮开水，加强营养，保持大便通畅；白天每2小时左右用开喉剑或者康复新液喷在扁桃体上辅助恢复。治疗本病宜彻底，防止病情迁延发生其他疾病。常发作乳蛾的患儿，平素应注意积极锻炼身体，多做户外活动，增强体质，同时要注意口腔卫生，饭后用淡盐水漱口，避免食用辛辣香燥之品。

小儿积滞

乳食内积型

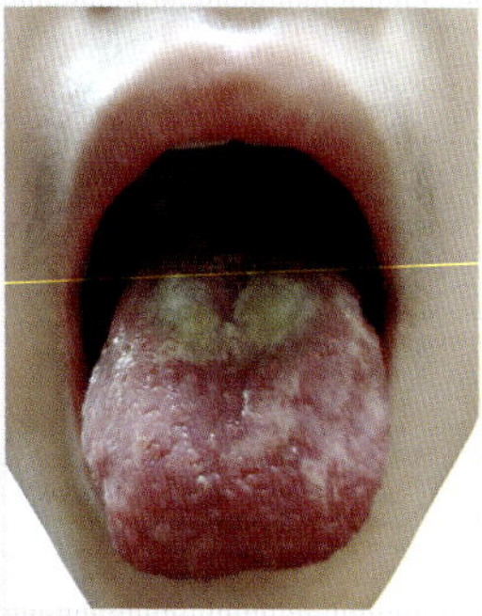

舌象特征

舌质淡红，苔白垢腻。

●症状

不思乳食，嗳腐吞酸或呕吐食物，脘腹胀满，疼痛拒按，大便酸臭，夜眠不安。

●分析

病势轻浅，乳食内积，故苔白垢腻。

●治疗

保和丸：焦六神曲 15g，焦山楂 15g，茯苓 9g，法半夏 9g，陈皮 9g，连翘 9g，莱菔子 9g。

中成药：保和丸口服，一次 6~9g，一日 1~2 次。

食疗：淮山药 30g，鸡内金 15g，打粉，早、晚冲服。

小儿推拿手法：清胃经。胃经位于大鱼际外侧，赤白肉际之间。以推法为主，一般取左手，由指根向指尖方向推动 100~500 次。

脾虚夹积型

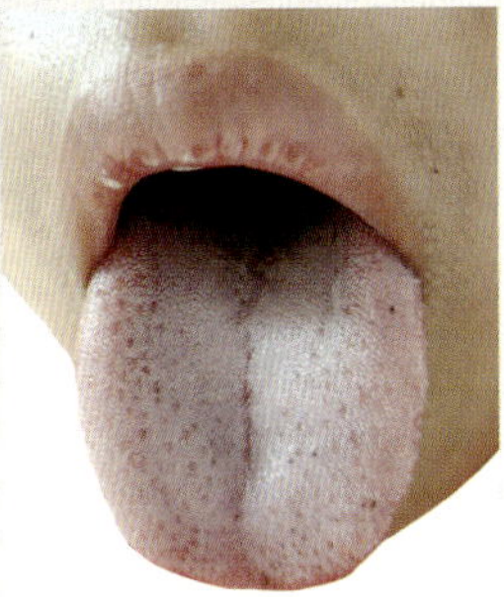

舌象特征

舌质淡，苔白腻。

●症状

面色萎黄，形体消瘦，神疲肢倦，不思乳食，食则饱胀，腹满喜按，大便稀溏酸腥，夹有乳片或不消化食物残渣，脉细滑，指纹淡滞。

●分析

食积日久失治，脾气胃气并伤见舌质淡；积滞不化，可见苔白腻。

●治疗

健脾丸加减：党参3g，白术3g，茯苓3g，甘草3g，炒麦芽6g，焦山楂6g，焦神曲6g，陈皮6g，枳实6g，砂仁6g。

中成药：小儿香橘丸，每次1丸，每日3次。

食疗：山药、鸡内金、山楂、大米各适量，熬粥服。

陈教授说

小儿的生长发育是父母最为牵挂的问题，而生长发育的原料和动力就来源于平日的饮食。小儿积滞的发生，多与不合理喂养有关，中医认为："若要小儿安，留得三分饥与寒。"因此，调理的关键在于"后天之本"的脾胃调护，建议给孩子提供清淡、易消化、营养均衡的食物，避免过多油腻、生冷、辛辣的食物，更勿乱服所谓"补品"。

孩子的腹部要保持温暖，避免受凉，可以适当给孩子做一些腹部的按摩，促进气血的运行，帮助食物的消化和吸收；鼓励孩子根据自己的兴趣爱好，进行适当的体育锻炼增强体质；同时，情绪对脾胃的健康影响也很大，父母应多与孩子交流谈心，避免孩子焦虑、压抑等不良情绪的发生，也应该适当控制孩子的玩耍时间，特别在晚上睡前，避免过度兴奋。

小儿腹泻

湿热型

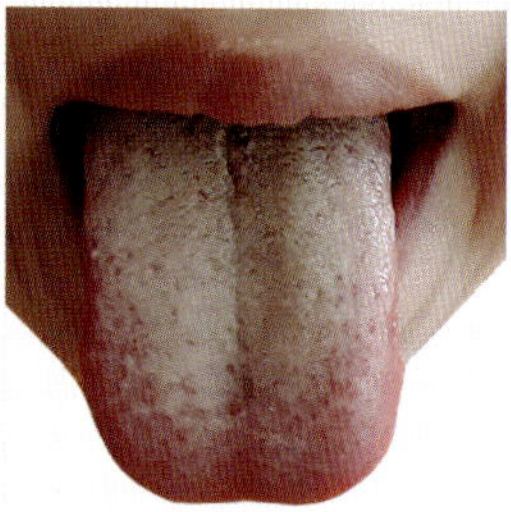

舌象特征

舌质红，苔黄腻。

●症状

大便水样，或如蛋花汤样，泻下急迫，量多次频，气味秽臭，或见少许黏液，腹痛时作，恶心呕吐，或发热烦躁，口渴尿黄，脉滑数，指纹紫。

●分析

湿热相合，可见舌色偏红，苔黄腻。

●治疗

葛根黄芩黄连汤加减：葛根 9g，黄芩 3g，黄连 3g，甘草 3g。浓煎 100mL，早、晚饭后温服。

中成药：小儿肠胃康颗粒冲服，每次 5~10 g，每日 3 次。

食疗： 马齿苋 20g，粳米 30g。先将马齿苋洗净、切碎、晾干备用，粳米加水煮成粥，粥成加入马齿苋再沸一下即可。

小儿推拿手法： 清大肠。大肠经位于食指的桡侧端，从虎口直推向指尖，操作 100~300 次，手法由轻到重。

风寒型

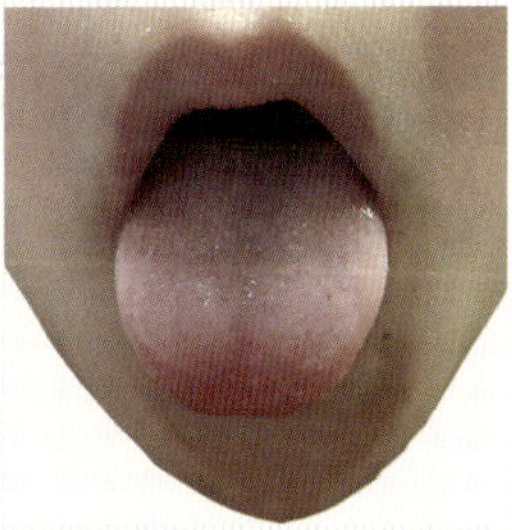

舌象特征

舌质淡，苔薄白。

●症状

大便清稀，夹有泡沫，臭味不甚，肠鸣腹痛，或伴恶寒发热，鼻流清涕，咳嗽，脉浮紧，指纹淡红。

●分析

外寒侵袭，可见舌体较淡，舌苔薄白。

●治疗

藿香正气散加减： 藿香 6g，紫苏叶 6g，白芷 6g，生姜 3g，半夏曲 9g，陈皮 6g，苍术 6g，大腹皮 6g，茯苓 6g，甘草 3g，大枣 3g。浓煎 100mL，早、晚饭后温服。

中成药： 藿香正气口服液，每次 1 支，每日 3 次。

食疗： 柿蒂 7 个，生姜 2 片，枣树皮 3 片，石榴皮 1 片。将 4 味加水 2 碗同煮，熬至 1 碗，去渣取汁。

小儿推拿手法： 补脾经。用拇指螺纹面着力，在小儿拇指面做旋推，约 300 次。

伤食型

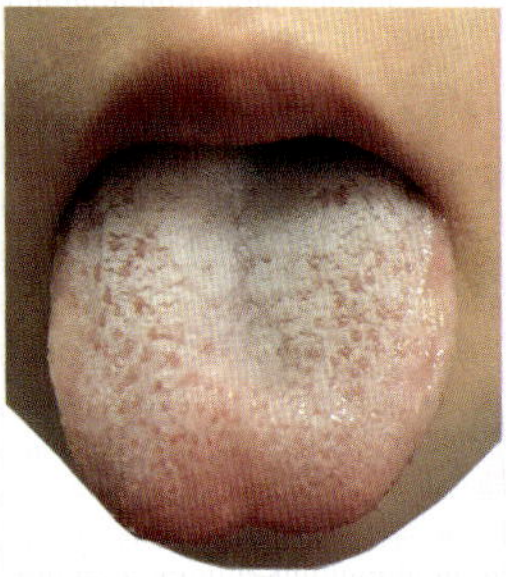

舌象特征

舌苔厚腻，或微黄。

- **症状**

大便稀溏，夹有乳凝块或食物残渣，气味酸臭，或如败卵，脘腹胀满，嗳气酸馊，或有呕吐，不思乳食，腹痛拒按，泻后痛减，夜卧不安，脉滑实，指纹紫滞。

- **分析**

乳食内积，损伤脾胃，可见舌苔厚腻。

- **治疗**

保和丸加减：焦山楂 6g，焦神曲 6g，陈皮 6g，半夏 6g，茯苓 6g，连翘 3g。浓煎 100mL，早、晚饭后温服。

中成药：保和丸（水丸）口服，每次 1 包，每日 3 次。

食疗：陈皮 6g，山楂 9g，麦芽 9g，白糖少许，熬粥服。

小儿推拿手法：摩腹，先搓热手掌，然后顺时针慢慢按摩患儿腹部 30 下左右，一般操作 5 分钟左右。

脾虚型

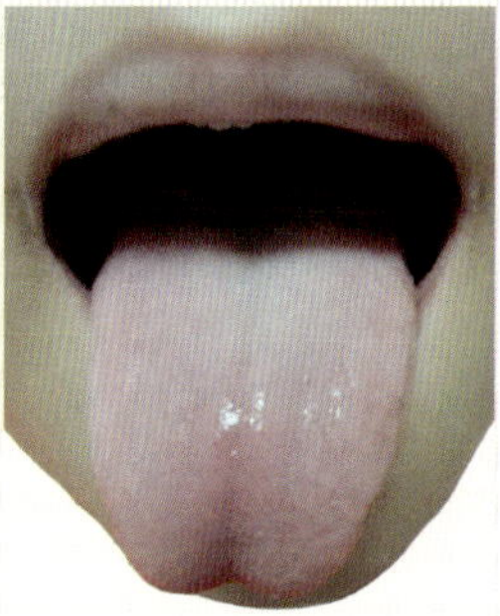

舌象特征 舌淡苔白。

●症状

大便稀溏，色淡不臭，多见食后作泻，时轻时重，面色萎黄，神疲倦怠，食欲不振，形体消瘦，脉缓弱，指纹淡。

●分析

小儿脾胃虚弱，脾虚不能运化，故可见舌淡苔白。

●治疗

七味白术散加减：藿香 6g，木香 3g，葛根 6g，党参 6g，白术 6g，茯苓 6g，甘草 3g，山药 6g，白扁豆 6g，薏苡仁 6g。浓煎 100mL，早、晚饭后温服。

食疗：燕窝 3g，糯米 50g。取燕窝用水泡发，拣净羽毛和杂质，加水适量，文火久炖，待烂熟，再加糯米煮粥。

小儿推拿手法：捏脊，让患儿趴在床上，露出背部，沿脊椎两旁二指处，用两手拇指、食指和中指从尾骶骨开始，将皮肤轻轻捏起，慢慢地向前捏拿，一直推到颈部大椎穴，由下而上连续捏五六次为一组，捏第三次时，每捏三下须将皮肤向上方提起。

陈教授说

6个月至2岁的小儿尤易腹泻，多在夏秋季节发生。长夏多湿，故前人有“无湿不成泻”“湿多成五泻”之说，而秋天是处于“阳消阴长”的过渡阶段，昼夜温差大，加之秋收瓜果多，小儿为“稚阴稚阳”之体，“五脏六腑虽全，但全而未壮”，脾常不足，感受外邪，内伤乳食，或脾肾阳虚，均可导致脾胃运化功能失调而发生小儿腹泻。

因此要注意饮食卫生，保持饮食、食品清洁，饭前、便后要洗手，同时密切关注气候变化，防止感受外邪，避免腹部受凉。适当控制饮食，减轻脾胃负担，对吐泻严重及伤食泄泻患儿可暂时禁食，随着病情好转，逐渐增加饮食量。忌食油腻、生冷及不易消化的食物。

附录一 人体十四经穴一览图

手太阴肺经

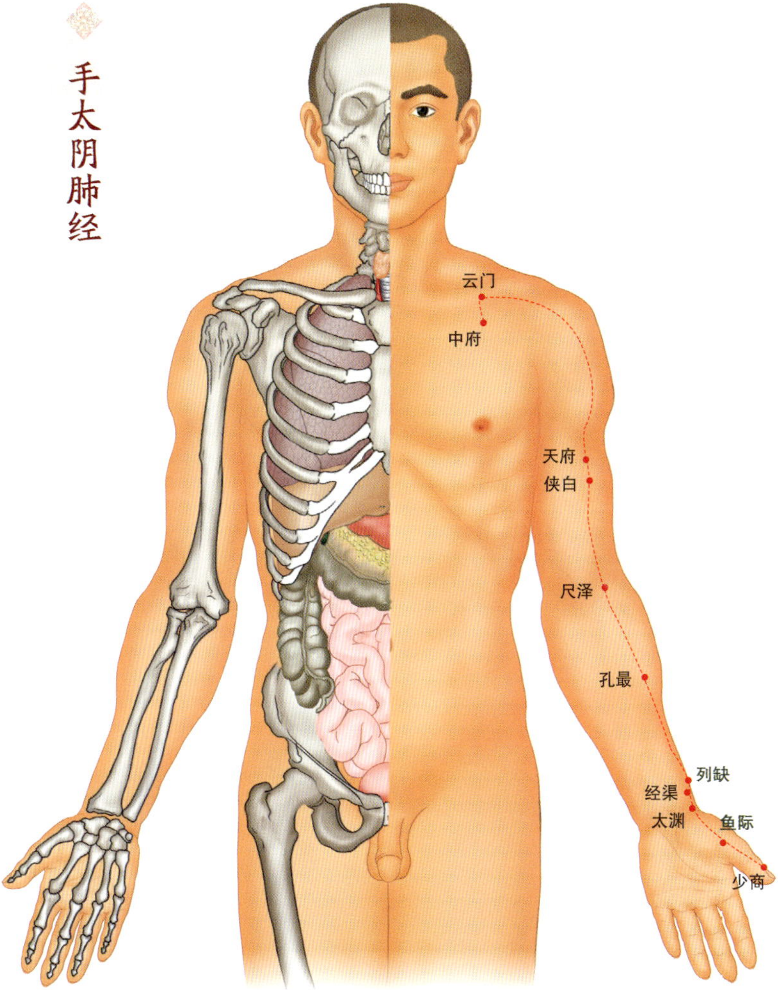

手阳明大肠经

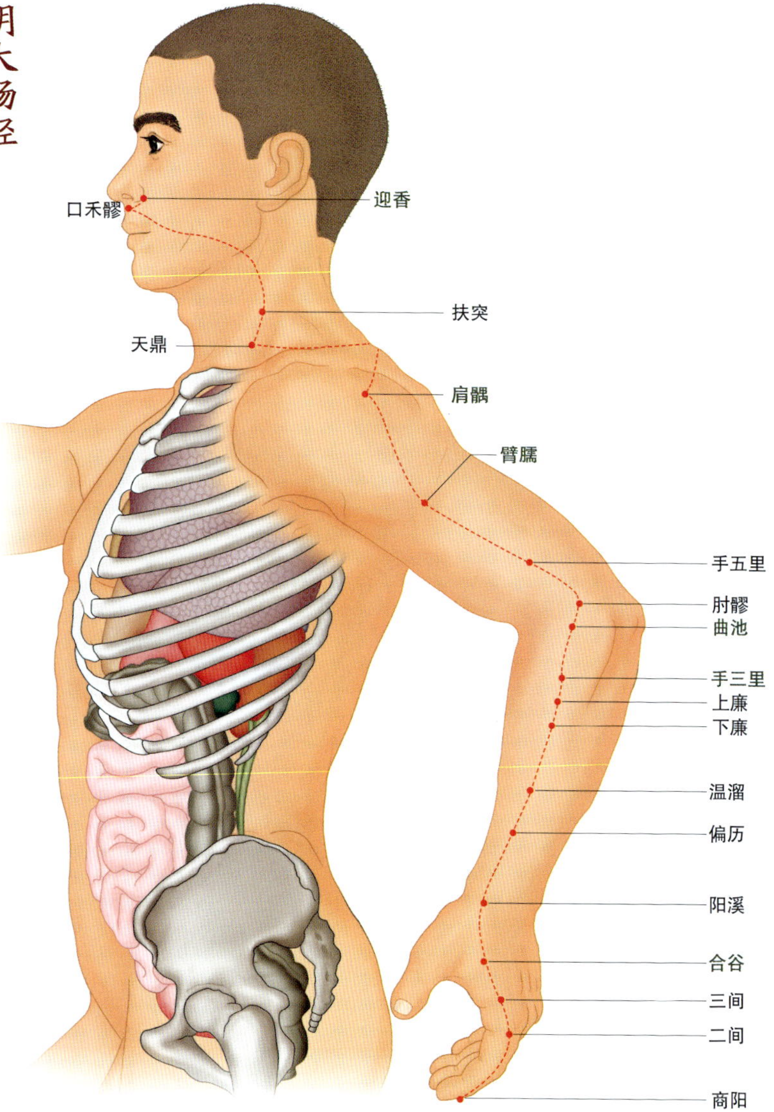

足阳明胃经

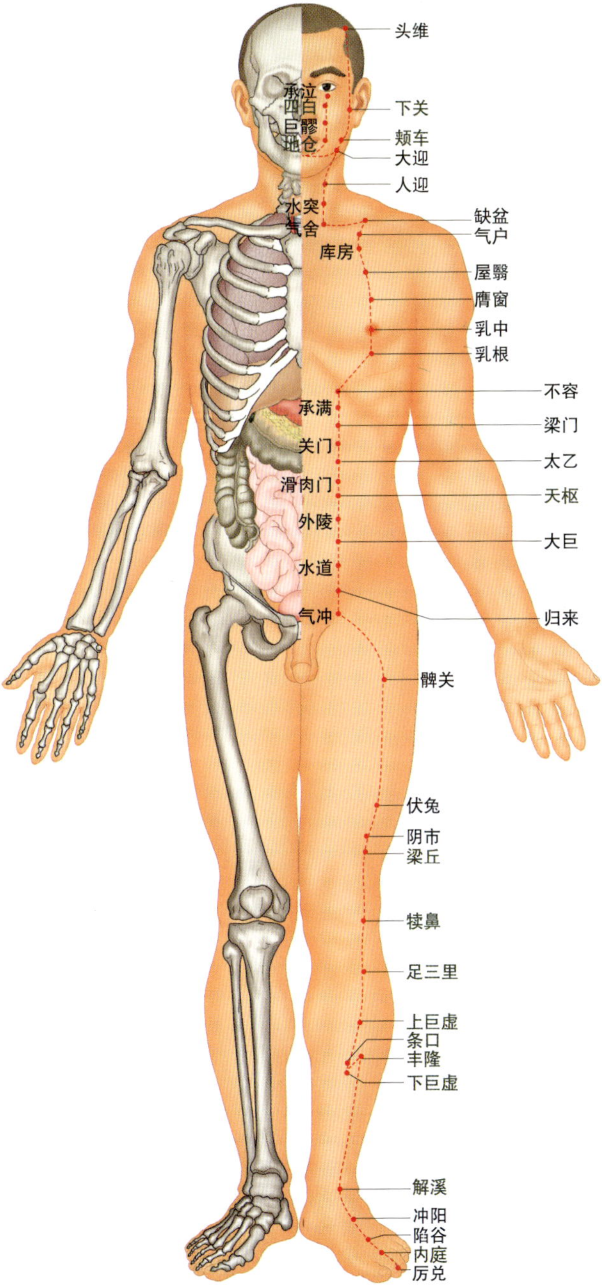
头维
承泣
四白
下关
巨髎
颊车
地仓
大迎
人迎
水突
缺盆
气舍
气户
库房
屋翳
膺窗
乳中
乳根
不容
承满
梁门
关门
太乙
滑肉门
天枢
外陵
大巨
水道
归来
气冲
髀关
伏兔
阴市
梁丘
犊鼻
足三里
上巨虚
条口
丰隆
下巨虚
解溪
冲阳
陷谷
内庭
厉兑

足太阴脾经

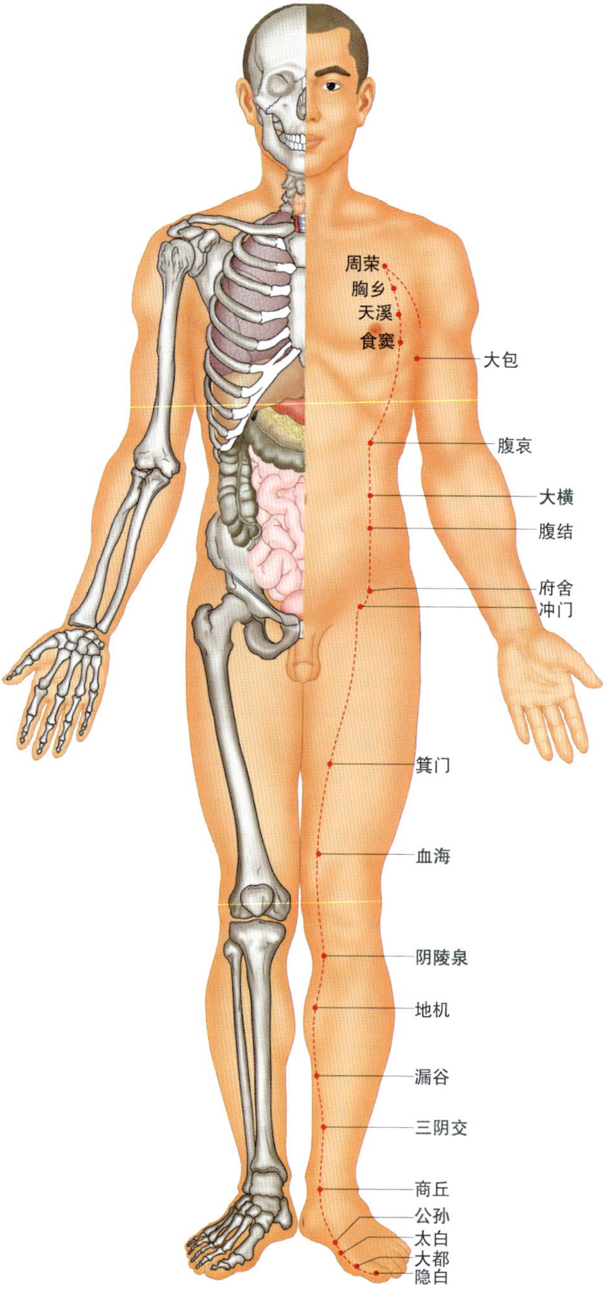

手少阴心经

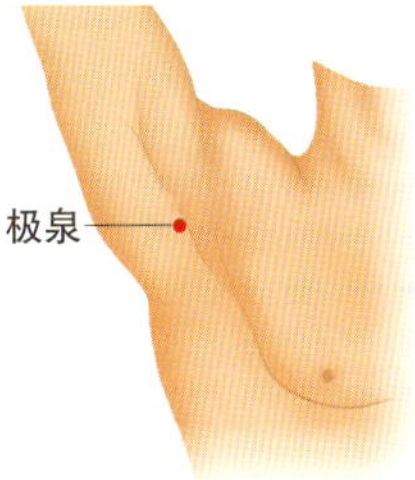

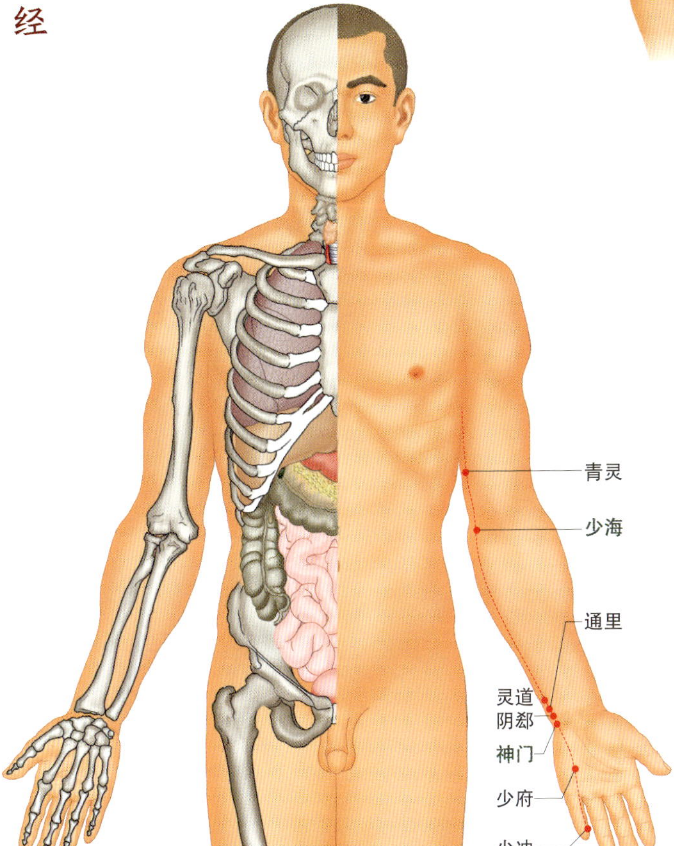

手太阳小肠经

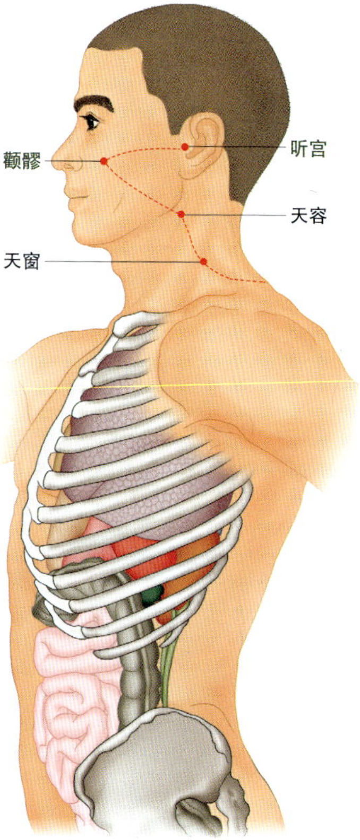

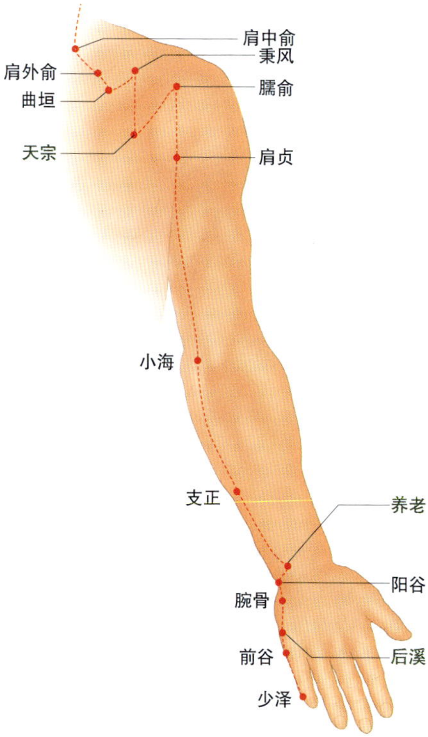

足太阳膀胱经

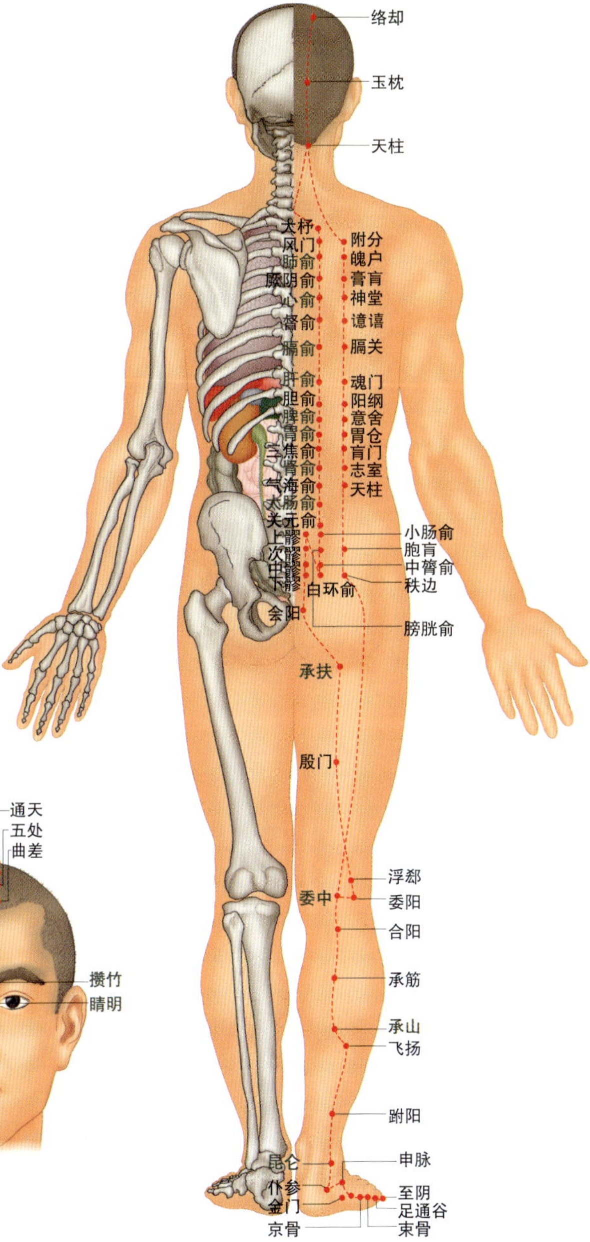
络却
玉枕
天柱
大杼
风门
肺俞
厥阴俞
心俞
督俞
膈俞
肝俞
胆俞
脾俞
胃俞
三焦俞
肾俞
气海俞
大肠俞
关元俞
上髎
次髎
中髎
下髎
白环俞
会阳
附分
魄户
膏肓
神堂
譩譆
膈关
魂门
阳纲
意舍
胃仓
肓门
志室
天柱
小肠俞
胞肓
中膂俞
秩边
膀胱俞
承扶
殷门
浮郄
委中
委阳
合阳
承筋
承山
飞扬
跗阳
昆仑
申脉
仆参
至阴
金门
足通谷
京骨
束骨

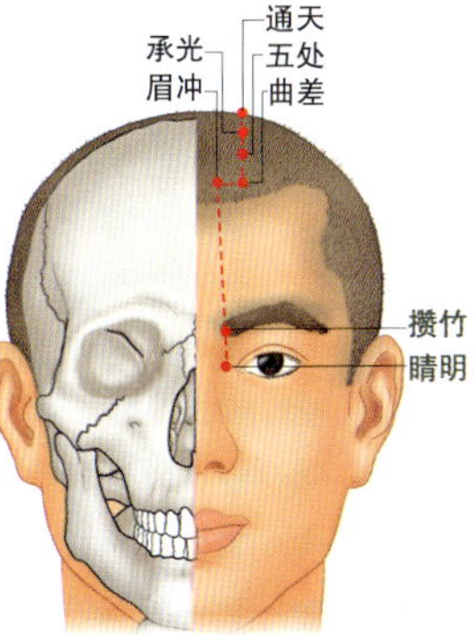
承光
眉冲
通天
五处
曲差
攒竹
睛明

足少阴肾经

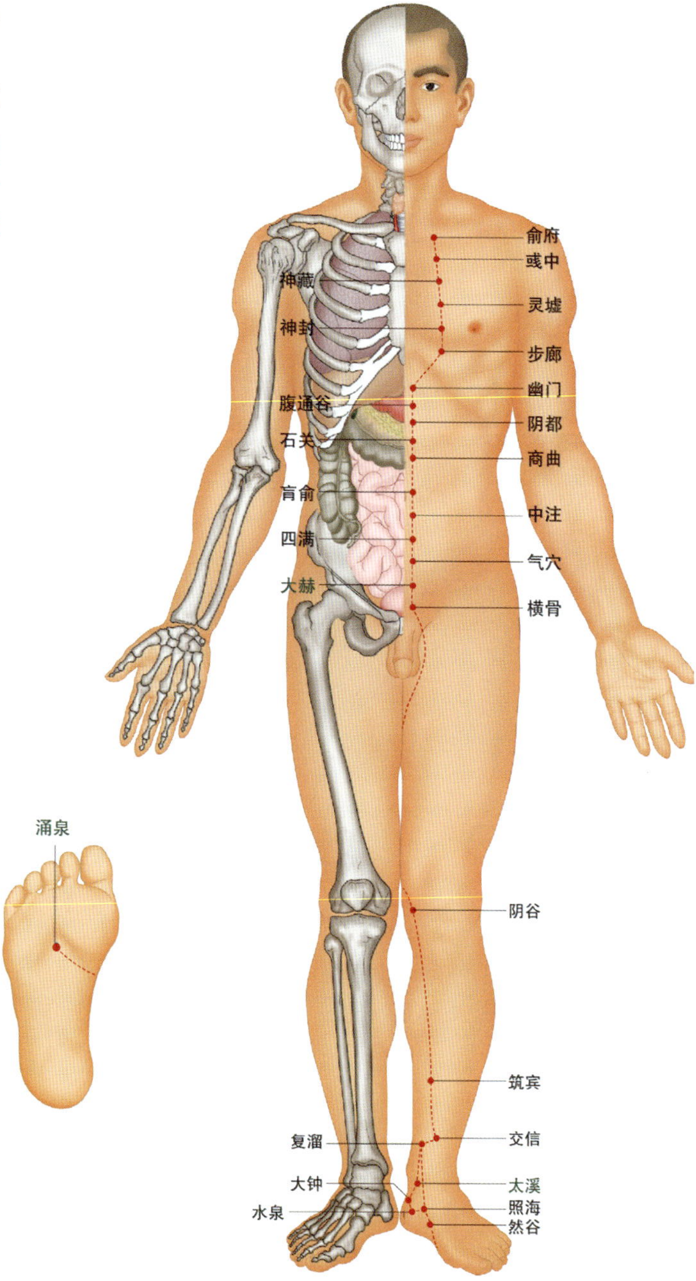
俞府
彧中
神藏
灵墟
神封
步廊
幽门
腹通谷
阴都
石关
商曲
肓俞
中注
四满
气穴
大赫
横骨
涌泉
阴谷
筑宾
复溜
交信
大钟
太溪
水泉
照海
然谷

手少阳三焦经

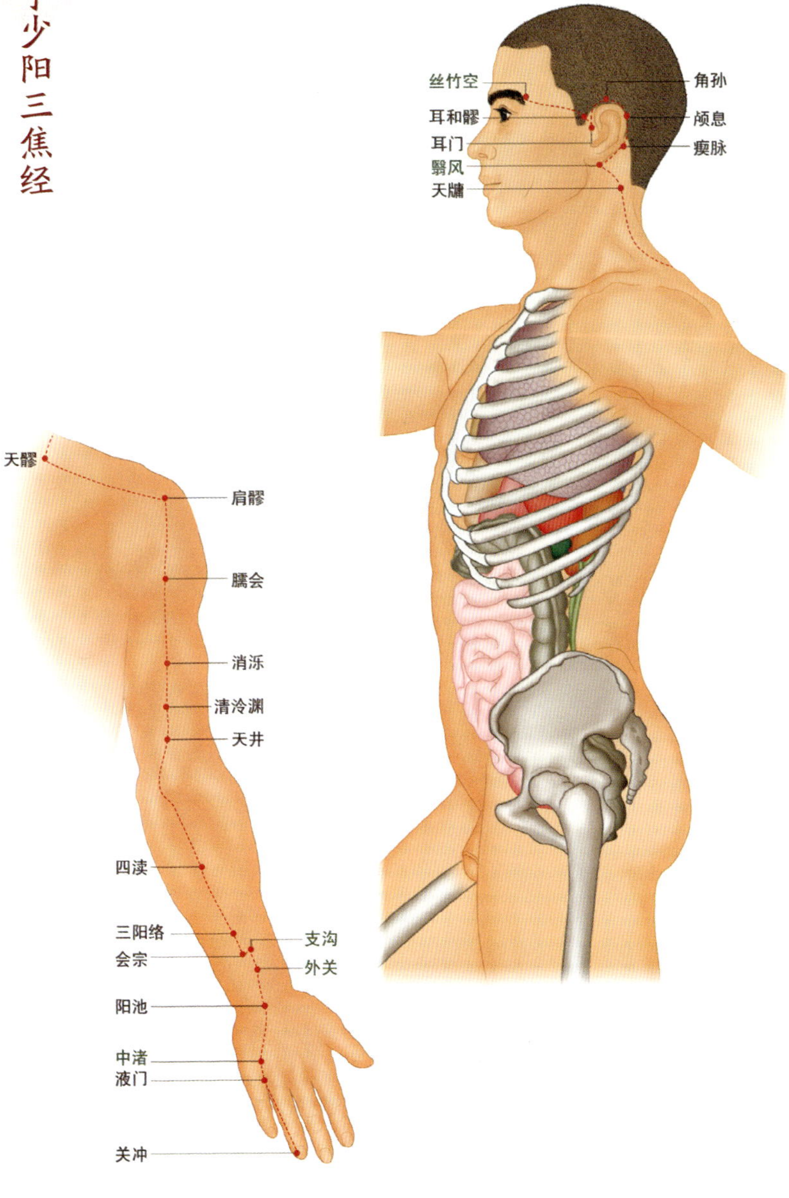
丝竹空
耳和髎
耳门
翳风
天牖
角孙
颅息
瘈脉
天髎
肩髎
臑会
消泺
清冷渊
天井
四渎
三阳络
会宗
支沟
外关
阳池
中渚
液门
关冲

手厥阴心包经

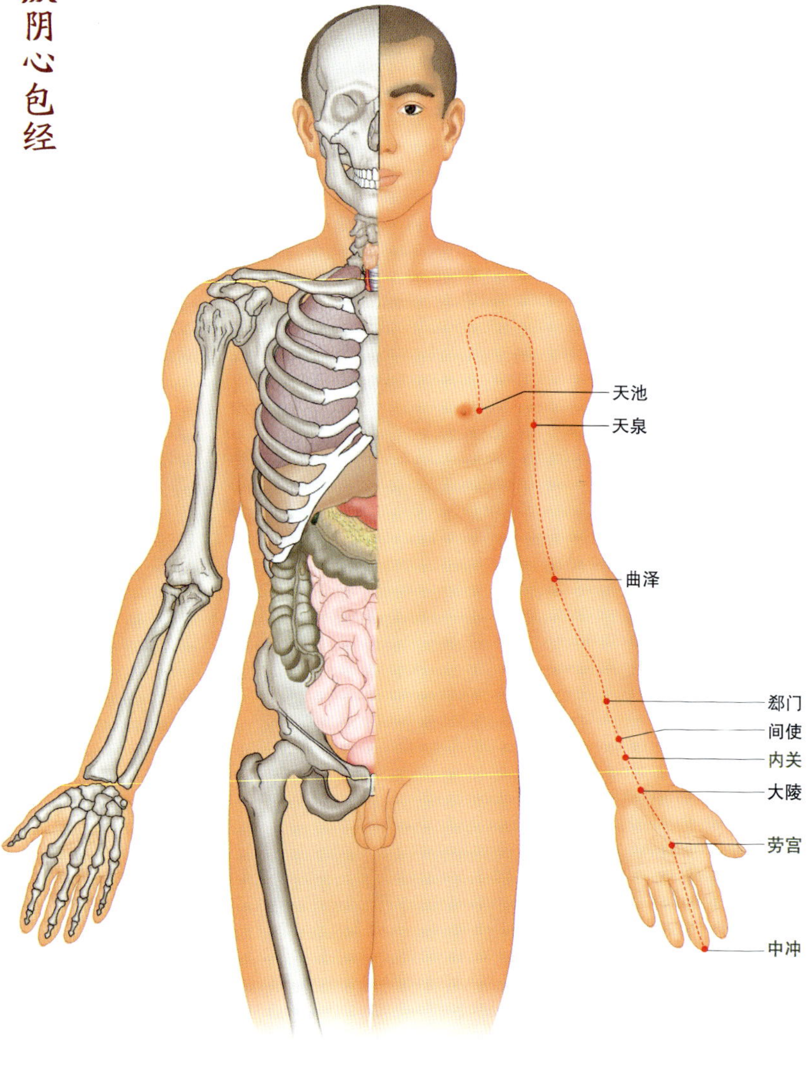

足少阳胆经

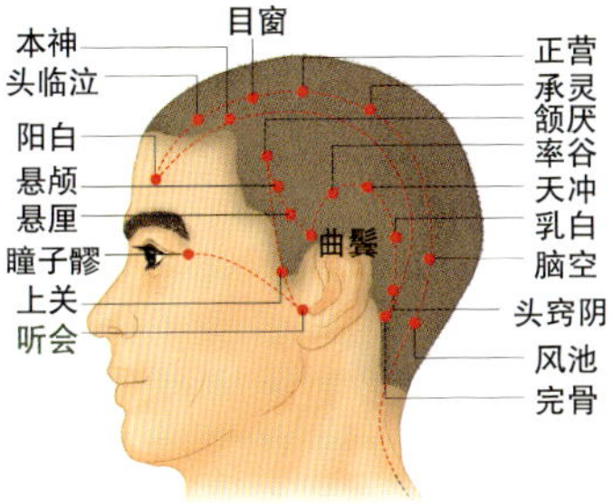

本神
目窗
头临泣
正营
承灵
阳白
颔厌
悬颅
率谷
悬厘
天冲
曲鬓
乳白
瞳子髎
脑空
上关
头窍阴
听会
风池
完骨

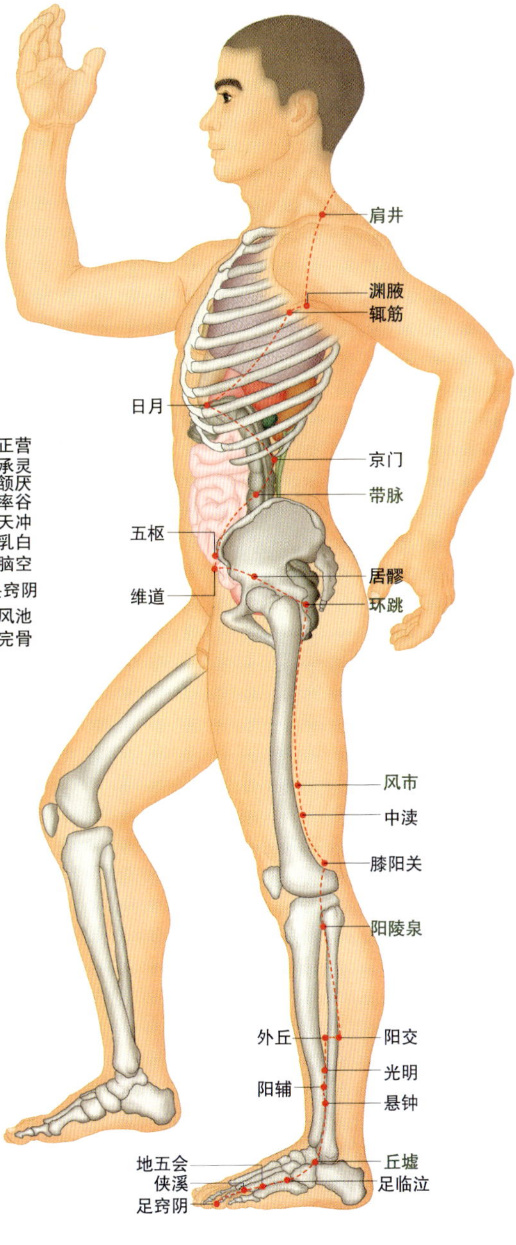

肩井
渊腋
辄筋
日月
京门
带脉
五枢
居髎
维道
环跳
风市
中渎
膝阳关
阳陵泉
外丘
阳交
光明
阳辅
悬钟
地五会
丘墟
侠溪
足临泣
足窍阴

足厥阴肝经

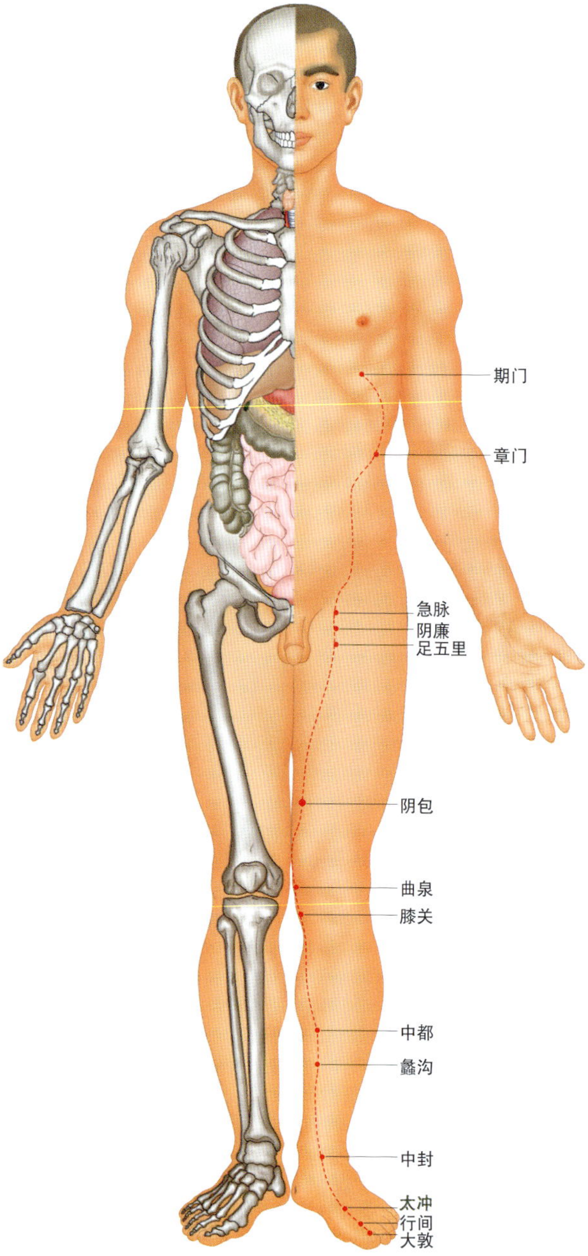

任脉

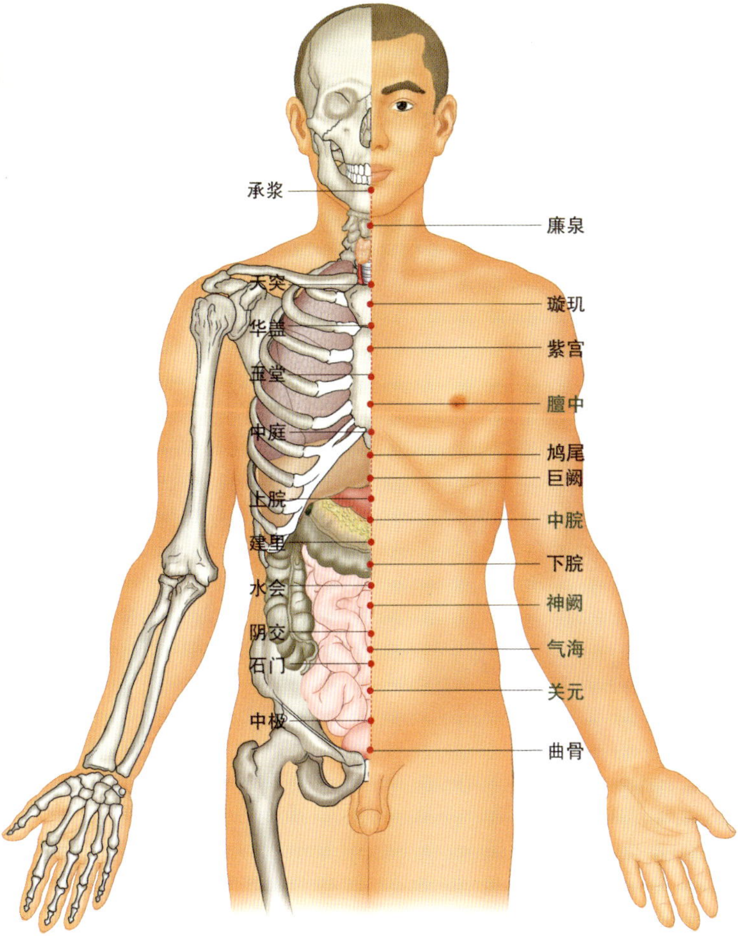

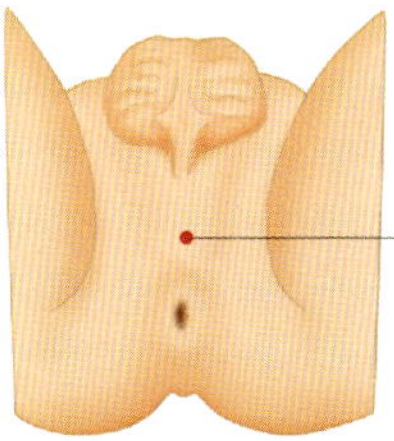

督脉

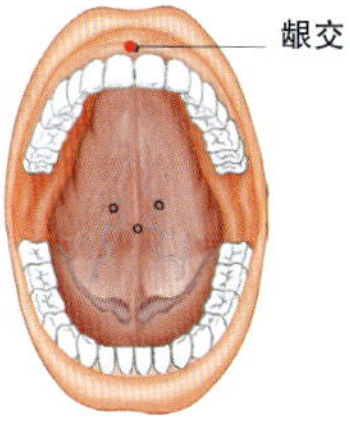
龈交

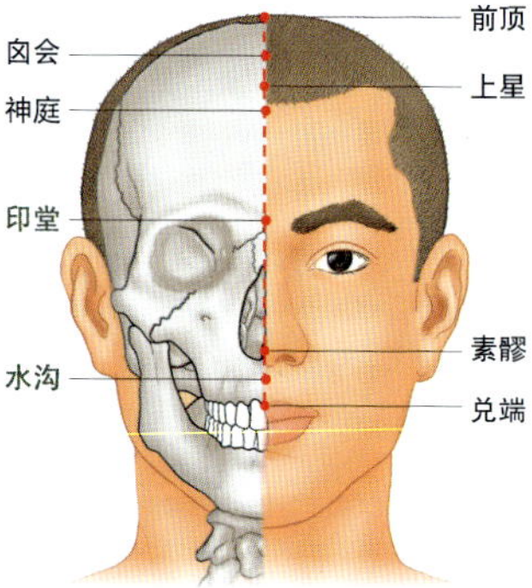
前顶
囟会
上星
神庭
印堂
素髎
水沟
兑端

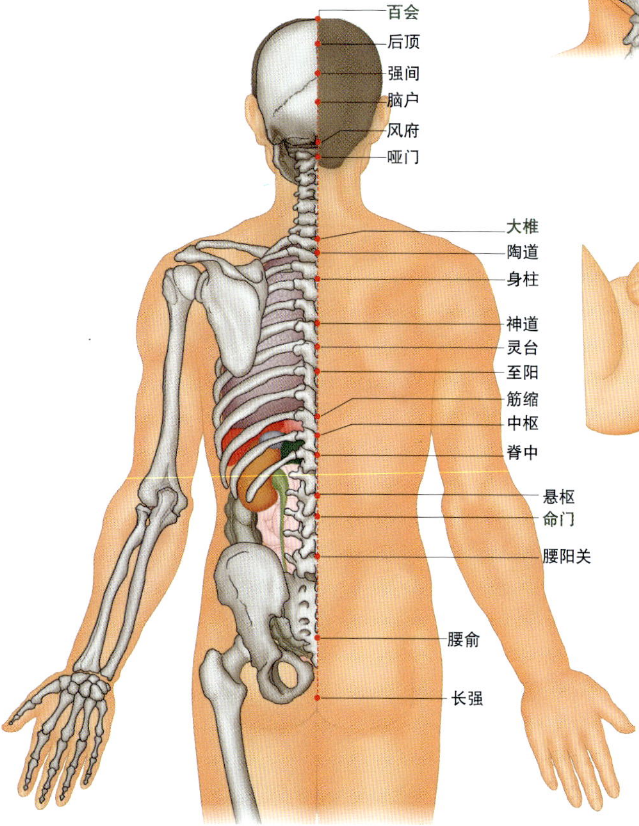
百会
后顶
强间
脑户
风府
哑门
大椎
陶道
身柱
神道
灵台
至阳
筋缩
中枢
脊中
悬枢
命门
腰阳关
腰俞
长强

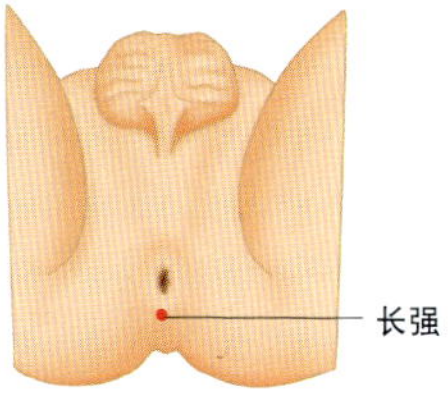
长强

附录二 儿童特效穴一览图

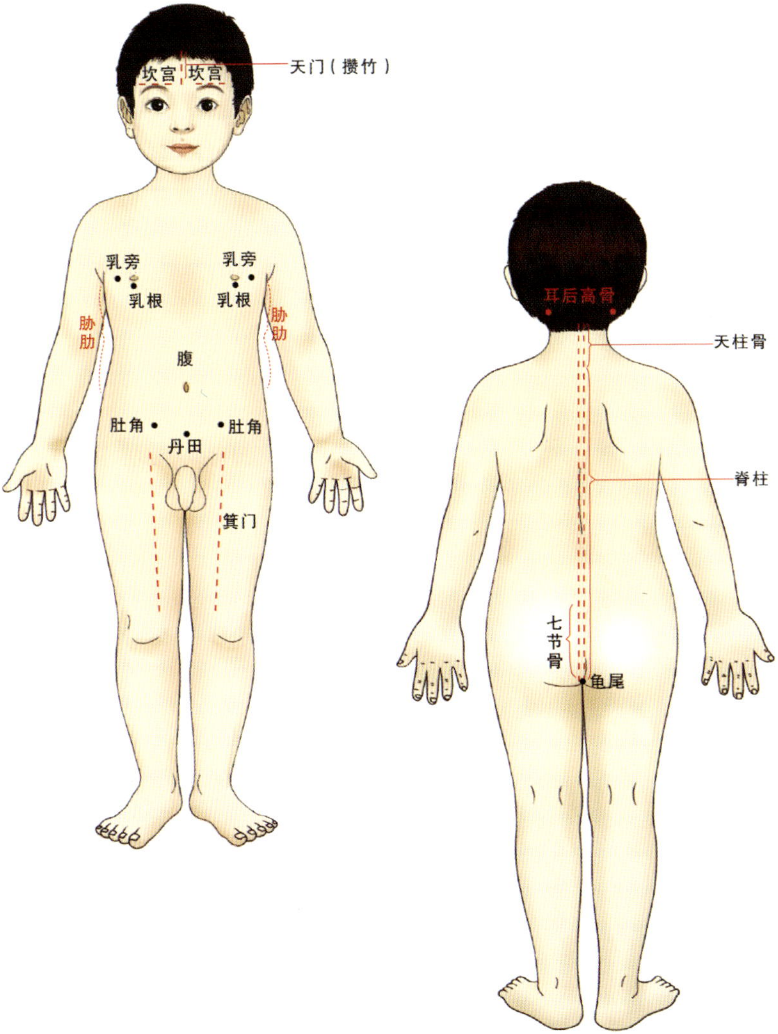

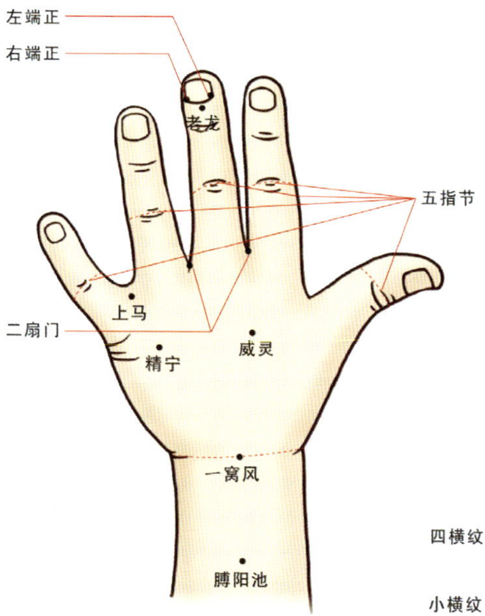
左端正
右端正
老龙
五指节
二扇门
上马
精宁
威灵
一窝风
膊阳池

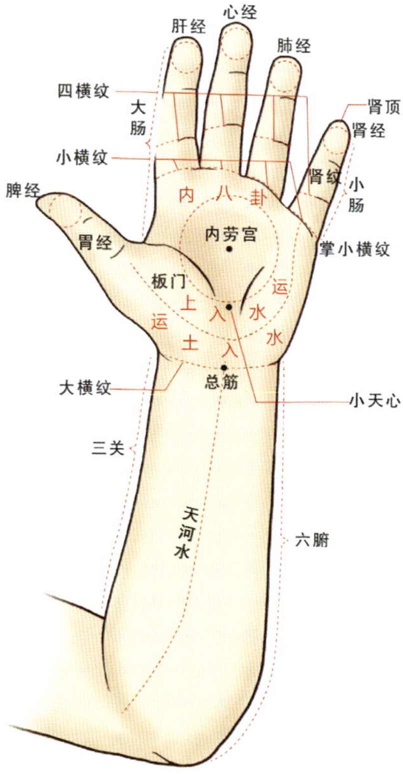
心经
肝经
肺经
四横纹
大肠
肾顶
肾经
小横纹
肾纹
小肠
脾经
内八卦
内劳宫
胃经
掌小横纹
板门
运水入土
运土入水
总筋
大横纹
小天心
三关
天河水
六腑

附录三 耳穴一览图

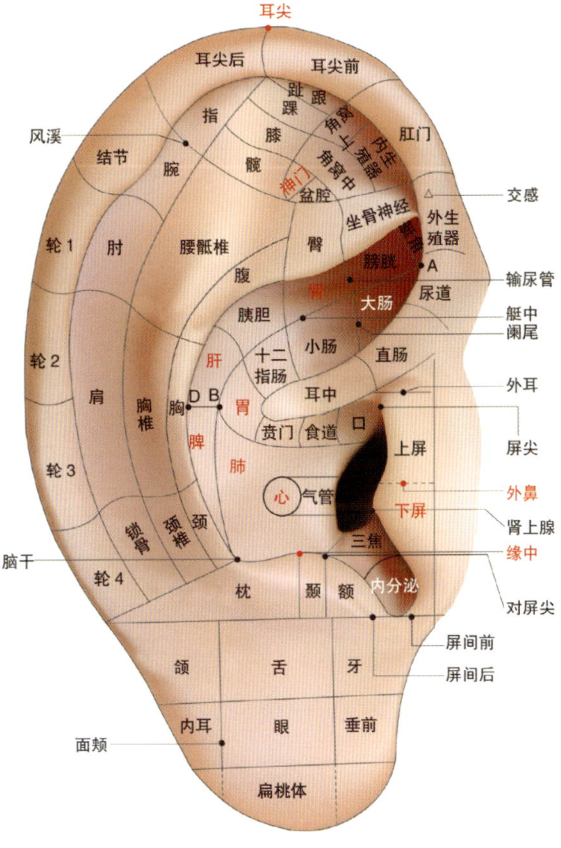
耳尖
耳尖后
耳尖前
趾
跟
踝
指
风溪
膝
角窝上
内生殖器
肛门
结节
腕
髋
神门
角窝中
盆腔
交感
坐骨神经
外生殖器
轮 1
肘
腰骶椎
臀
膀胱
A
输尿管
腹
肾
大肠
尿道
胰胆
艇中
阑尾
轮 2
肝
十二指肠
小肠
直肠
外耳
肩
胸椎
胸
D
B
胃
耳中
屏尖
贲门
食道
口
上屏
脾
轮 3
肺
心
气管
外鼻
下屏
肾上腺
锁骨
颈椎
颈
三焦
缘中
脑干
轮 4
枕
颞
额
内分泌
对屏尖
屏间前
颌
舌
牙
屏间后
内耳
眼
垂前
面颊
扁桃体

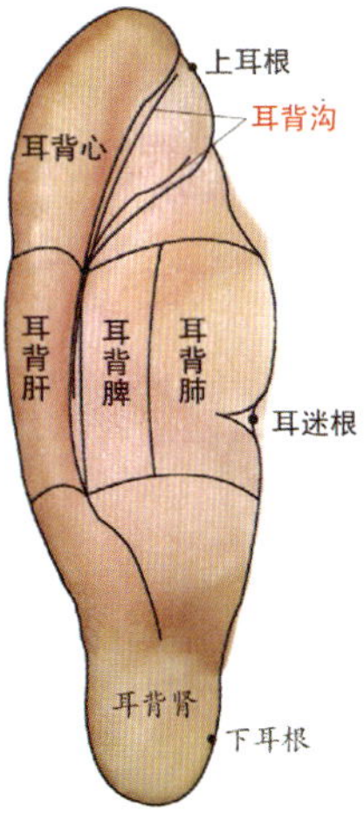
上耳根
耳背沟
耳背心
耳背肝
耳背脾
耳背肺
耳迷根
耳背肾
下耳根